Essence *for* Resident

できる救急外来
カルテを使えばうまくいく

天沢ヒロ

医学書院

謹告

本書に記載されている治療法に関しては，出版時点における最新の情報に基づき，正確を期するよう，著者ならびに出版社は，それぞれ最善の努力を払っています．しかし，医学，医療の進歩から見て，記載された内容があらゆる点において正確かつ完全であると保証するものではありません．

したがって，実際の治療，特に新薬をはじめ，熟知していない，あるいは汎用されていない医薬品，保険適用外の医薬品の使用にあたっては，まず医薬品添付文書で確認のうえ，常に最新のデータに当たり，本書に記載された内容が正確であるか，読者御自身で細心の注意を払われることを要望いたします．

本書記載の治療法・医薬品がその後の医学研究ならびに医療の進歩により本書発行後に変更された場合，その治療法・医薬品による不測の事故に対して，著者ならびに出版社は，その責を負いかねます．

株式会社　医学書院

〈Essence for Resident〉
できる救急外来──カルテを使えばうまくいく

発　行　2017年9月15日　第1版第1刷©
　　　　2022年3月15日　第1版第4刷

著　者　天沢ヒロ（あまさわ）

発行者　株式会社　医学書院
　　　　代表取締役　金原　俊
　　　　〒113-8719　東京都文京区本郷1-28-23
　　　　電話　03-3817-5600（社内案内）

印刷・製本　横山印刷

本書の複製権・翻訳権・上映権・譲渡権・貸与権・公衆送信権（送信可能化権を含む）は株式会社医学書院が保有します．

ISBN978-4-260-03028-1

本書を無断で複製する行為（複写，スキャン，デジタルデータ化など）は，「私的使用のための複製」など著作権法上の限られた例外を除き禁じられています．大学，病院，診療所，企業などにおいて，業務上使用する目的（診療，研究活動を含む）で上記の行為を行うことは，その使用範囲が内部的であっても，私的使用には該当せず，違法です．また私的使用に該当する場合であっても，代行業者等の第三者に依頼して上記の行為を行うことは違法となります．

JCOPY 〈出版者著作権管理機構　委託出版物〉
本書の無断複製は著作権法上での例外を除き禁じられています．複製される場合は，そのつど事前に，出版者著作権管理機構（電話 03-5244-5088，FAX 03-5244-5089，info@jcopy.or.jp）の許諾を得てください．

はじめに

「Essence for Residentシリーズ」。

略して「ERシリーズ」は主に研修医の先生向けに作成した本で，本書は第三弾"救急外来"になります。

昔，**「探している本がどこにもない」**という珍しい体験をしました。まずは，それを皆さんに伝えたいと思います。

研修医の頃，どの参考書を読んでも，何か(・・)が足りない……と感じていました。日々の研修を一生懸命駆け抜けているものの，そんな漠然とした気持ちを常に持ち合わせていました。

当時，何をそこまで知りたかったのかというと，**「救急外来においてどうカルテを書くべきなのか」**ということ。これを先輩や同僚に相談したのですが，

「よく分からん」
「なんでもいいんじゃん？」
「それを学ぶのが研修でしょ」

と自分が知りたい答えとは違うものばかり。

いえ，これは彼/彼女らが悪いと言いたいわけではありません。当時は自分でさえ**求めているニーズを的確に言い表すことができなかった**から，仕方がないことだったのです。

それならば自分で学ぶしかない。次にたくさんの本を読むという手段に出たわけですが，結局答えは見つかりませんでした。よくある「救急系の

参考書」では，鑑別やpitfallについては載っているものの，どうカルテを書くべきかという記載についてはほとんどなし．次に「総合診療科の参考書」を開いてみると，時間がいくらあっても足りないような重いカルテばかり．そして，いわゆる「カルテの書き方」みたいな本はお作法ばかりで，まったく実践的ではありません．他分野も多数読破するも同様の結論でした．

　しかし，こうして何十・何百冊の医学書を読み漁ったことも無駄ではありませんでした．自分なりの答えが1つ見つかったからです．その答えとは，大事なのはカルテをどう書くべきかではなく，**カルテに何を残すべきか**，ということだったのです．こうして文章にまとめてしまうと，ほとんど同じように感じるかもしれませんが，ずっと悩んできた自分にとっては宝くじで大当たりをしたような，そんな大発見だったのです．

　その日の夜，答えを見つけた喜びでなかなか寝付けずにいましたが，ふと一冊の本を見つけました．その**本には私が探していたすべての答えが詰まっていた**のです．すべてを読み切った後，最も印象に残った言葉が次の通りです．

「──重要なことは，カルテに何を残すべきかということだ．その視点を中心に据えることで，初学者でも上級医と同等の診療が可能となる．病歴，身体所見，検査の行き着く先は結局のところ"診断"であり，そのプロセスを残すのがカルテである．ということは，カルテに何を残すべきかという逆の立場にたつことで，とるべき所見が明確化し診断に至るという究極の真理にたどり着く──」

　不思議なことに，朝になるとその本の内容がすべて頭のなかにインプッ

トされていました.その日以来,驚くべき診療の速さと正確さを手に入れることができたのです.

　その本のことは今でも夢か現か定かではありませんが,1つ確かなことは**その内容が記された本はもうこの世にない**ということでした.洋書まで引っ張ってきましたが,結局見つからず.これが冒頭でお話した不思議な体験の全容です.

　それから月日は流れ,あの日みたものをすべて再現することに成功しました.完成した本書は**今までにありそうでなかった本**であり,私が研修医の頃に夢でみた本,そのものの仕上がりです.

　唯一変えたのは,**本のカバーをはずすとできるだけシンプルな装丁になる**という工夫と私の経験知を加えたことのみ.色々な参考書が出ている中,「研修医○○本」みたいなタイトルの本は,患者さんの前で開くことが忍びないといつも感じていました.本書を最強の相棒にしていただくためにはそういった配慮まで必要だと感じ,出版社の方にはずいぶんわがままを通していただきました.共感してくださる方は,ぜひカバーをはずして使用してください.

　あの日みた夢の本.それを皆さんと共有することができた今日この日を,心から嬉しく思います.本書作成に携わっていただいた方々,いつも応援してくれる家族,こうして今手にとってくれている読者の方への感謝の気持ちをもって,本書の始まりとしたいと思います.

2017年8月

天沢ヒロ

Essence for Resident
できる救急外来
目次

第1章 救急外来で大切なこと
1. カルテのエッセンス……2
2. 救外カルテを書こう！……4
3. よく使うテンプレート集……13

第2章 救急外来 How To Do
0. 救急外来の掟……20
1. 頭痛……24
2. 咽頭痛……31
3. 胸痛……37
4. 腹痛……42
5. 腹痛（若年女性）……48
6. 腰痛……53
7. 嘔吐……56
8. ショック……61
9. 発熱……68
10. 高体温……78
11. 意識障害……81
12. 失神……87
13. けいれん……93
14. めまい……98
15. 動悸……103
16. 下痢……108
17. 便秘……114
18. 吐血……119
19. 下血・血便……123

- 20 血痰……126
- 21 呼吸困難……129
- 22 関節痛……135
- 23 浮腫……141
- 24 腎機能障害……145
- 25 肝機能障害……153
- 26 低Na血症……157
- 27 高Na血症……163
- 28 低K血症……166
- 29 高K血症……171
- 30 高Ca血症……177
- 31 頭部外傷（軽症）……183
- 32 創傷……188
- 33 動物咬傷……193
- 34 骨折……196
- 35 アナフィラキシー……200
- 36 高血圧……205
- 37 片頭痛……209
- 38 尿路結石……214
- 39 髄膜炎……219
- 40 肺炎……225
- 41 脳梗塞……229
- 42 心筋梗塞……236
- 43 大動脈解離……241
- 44 肺塞栓症……246
- 45 急性膵炎……251
- 46 不眠/せん妄……256

47 こどものER……263
48 熱性けいれん……271
49 喘息……274
50 心不全……280
51 低血糖……286
52 高血糖……290

第3章 カルテの役割と実際

1 カルテの3つの役割……298
2 カルテは公文書……301
3 カルテで情報共有……303
4 カルテで治療方針の見直し……306
5 Admission note を書こう！……308
6 病棟カルテを書こう！……313
7 週間サマリーを書こう！……320

索引……323

column
点滴薬・内服薬の記載の仕方……7
うまい ROS のとり方……17
夕回診のカルテ……319

装丁・本文デザイン●デザインワークショップジン

第 **1** 章

救急外来で大切なこと

1 カルテのエッセンス

　カルテを使いこなせればすべてがうまくいく．

　オーバーに感じたかもしれませんが，あながち間違いというわけでもありません．

　本書はいわゆる"カルテの書き方"みたいな本ではなく，"救急外来向け"の本になります．しかし，私が研修医の頃から常々診療をしていて危ういと感じていたのは，鑑別やそのための問診・身体所見をいくら現場でとったとしても，**最終的にカルテに残していなければやっていないことと同義となってしまう**ことでした．

　優秀になればなるほど，不必要な検査を減らしていくことができ，問診・身体所見のウエイトが増えていきます．その中で，「待てる」という判断を下すことも少なくなく，「こうなったら○○，ああなったら△△，万が一そっちにいったら××」というように，あらかじめ複数のパターンを想定したうえで，「経過観察」を武器として用いる必要があります．そうしなければ，不要な検査を減らす，という並大抵ならぬことを達成するのは不可能だからです．なので，たとえ結果的に検査が必要になったとしても，それは予想の範疇であるので，なんら驚くことはありません．もちろん，アウトカムが変わってしまうような"待ち"は許されるものではありませんが，経過観察の対象を適切に選別できれば，いわゆる"見逃し"とはいえないのです．

　しかし，知識の乏しい人（失礼！）からみると，「なんでそのときにさっさと検査をしていないんだ！」ということになるわけです．たしかに入口と出口だけをみれば，そうなのかもしれませんが，そうしなかった人た

ちの不要な検査については，確実に減らせているわけです．目に見えないものを理解しろ，というのは非常に難しいというのはわかっています．ですが，その入口～出口にどういう道のりを描くかというのが，1人ひとりの推論力の差であり，臨床力の差であると私は考えています．

さてしかし，前述の通り，どんなに優れた知識をもちどんなに最適な行動をとったとしても，それを記録に残していなければやっていないこととみなされてしまうのです．これらの問題を同時に解決する方法はないかと模索し，そのような魔法の手段はないものだと半ば諦めかけていたとき，"はじめに"でお話したように，カルテを書くという原点にこそ答えが隠されていることに気がつきました．

カルテを書くというと，事務作業のようでめんどうくさい気がしてしまうものですよね（自分もかつてそうでした）．ですが，

「やらなきゃいけないことなら楽しむように工夫すればいい」

という考え方に変わり，工夫を重ねた結果，

カルテを書くということを主軸におくことで，診療に一貫性が生まれ，より幅のある医療を提供できるようになる

という境地に達することとなりました．正直，自分でも驚きを隠せませんが，それ以降の診療にミスがなくなり，余裕をもてるようになったのです．

もちろん，必要な検査は外してはいけませんが，何が不要なのかということを意識して勉強しなければ，その能力が身につくことはないでしょう．本書を基盤にし，カルテを主軸として，様々なアプローチ方法を学んでいただけたらと思います．

2 救外カルテを書こう！

　研修医の先生が最も力をつけられる場面は，救急外来です．患者さんに対し，「え？ なんで今きたん？」ということもあると思うし，カルテ記載がめんどうに感じるときもあるかもしれませんが，せめて**初期研修の2年間くらいはカルテを丁寧に書く**よう心がけましょう．"できるのにやらない"というのは自己責任がとれるようになってからの話です．

　救急外来では，限られた資源と時間の中で勝負していることを忘れてはいけません．そのため，病棟カルテのような**綺麗なカルテ記載を目指さなくて大丈夫**です．カルテを書くことに集中しすぎて，対応が遅れるようでは本末転倒もいいところでしょう．昔，「心筋梗塞」の完璧に近いカルテ記載をみたことがありましたが，door-to-balloon までなんと2時間以上かかっていました．これはもうほとんど医療事故レベル．何を優先すべきかを常に考えなくてはいけません．

S）突然の胸痛
O）ECG：V1-4 で ST 上昇
A）＃　急性心筋梗塞（前壁）s/o
P）循環器科コール．ルート確保．エコー準備．

　素早いコンサルトが最優先のときには，これだけでも十分に要点は伝わります．もちろん，コンサルトに必要な情報（既往歴や内服薬など）については聴取しておくべきですが，カルテ記載自体は**空いた時間にあとから加える**スタイルで全然いいと思います．

　ただ，上記のような緊急対応が必要なとき以外は，ある程度のカルテ記載をしてからのほうが安全です．主訴ごとにどういうことを記載すべきか

ということについて，次の第2章にたっぷり載せています．そのため，どの主訴においても共通する総論的なところを，まずは学んでいきましょう．

最初に，必ず記載すべきものとして「vital signs」が挙げられます．来院時のバイタルというのは非常に重要な情報になります．

主訴，現病歴，ROS，既往歴…身体所見などの基本的なことについてもしっかり記載をします．身体所見はたとえ自信がなくても，必ず書きましょう．「ない」と思ったなら「(－)」，「ある」と思ったなら「(＋)」．微妙??だと思ったものは「(±)」となってしまうこともあるかもしれませんが，なんでもかんでもそれではよくないです．

ちょっと話は逸れますが，病歴・身体所見を大切にするという最近の流れはとてもよいことだと思いますが，客観性を残しておくというのも研修医の先生にとっては大切なお仕事です．

以前，とても優秀な研修医の先生が救急外来で，臨床症状＋肺音＋グラム染色のみで「細菌性肺炎」と診断．喀痰培養提出のうえ，抗菌薬処方をし呼吸器科フォローにしました．翌日，この対応に対して，外来担当医（呼吸器科専門医）が激怒．血液検査もなく，胸部X線もなし．残っているのは研修医の先生のカルテのみ（なのに，治療は開始されている）という状況でした．「なんで検査をしていないんだ」と外来担当医からその研修医の先生に連絡がありましたが，「いや，肺音もholo inspiratory cracklesだったので肺炎に間違いありません」と反論していました．

研修医の先生の言い分もわかります．たしかにカルテを見る限り，「肺炎」を示唆していることは明らかで，血液検査や画像検査をしたからといってアセスメントは変わらなかったのかもしれません．ですが，次に診る人のことも考えたほうがよいでしょう．上記の例でもそうですが，正しい・正

しくないということだけで世の中まわってはいません．百戦錬磨の総合診療医やその領域の専門医ならいざ知らず，まだ皆さんは経験が浅いのですから，ある程度は客観的事実を残すことも求められるということは理解しておいてください．

ついでに言っておくと，検査結果の解釈も忘れずにカルテに残しておきましょう．ときどき検査結果を貼るだけでおしまいになっているものを見かけます．

続いては，救急外来で処置を行う場合について．例えば，「頭痛」が主訴の患者さんに対して，腰椎穿刺が必要になったとしましょう．その際にはきちんと合併症を説明し，リスクを承知のうえで同意を得た旨を記載してください．やる・やらないの最終的な決定権は患者さんにあることを忘れてはいけません．

最後に，患者さんを帰すことになったときについて．たとえ，診断がつかなかったとしても，criticalな疾患を除外した旨を必ず書きましょう．

それから，フォローについても明確に記載（伝達）することが肝心です．「有事の際には再診を指示」ではダメです．「○○や○○の症状が出現したら再診」「○○日以上症状が続いたら再診」など具体的にすることが重要です．そして，研修医の皆さんは必ず上級医と診察した旨も記載しましょう．「○○先生に相談」の一文があるかないかはリスク分散の観点からいっても，非常に大切ですよ（もちろん，相談していないのにただ単に記載するだけではダメです！）．

以上がきちんとできれば，救急外来で大きく失敗することはないでしょう！　こういう基本的なことがきちんとできるかどうかが，できる・できないの大きな違いになってきます．

> **column**
>
> **点滴薬・内服薬の記載の仕方**
>
> 点滴：（1回/日）q24hr，（2回/日）q12hr，（3回/日）q8hr，（4回/日）q6hr，（1回/2日）q48hr
>
> 経口：（1回/日）SID，（2回/日）BID，（3回/日）TID，（4回/日）QID，（1回/2日）QOD，（必要時）PRN
>
> 方法：（経口）po，（静注）iv，（持続静注）CIV，（点滴静注）DIV，（筋注）im，（皮下注）sc，（坐薬）sp

記載例（救外カルテ）

#

【患者背景】58歳男性．walk in．ADL full．
【主訴】胸痛

S

【現病歴】
　　本日18時に，突然胸を締め付けられるような痛みを自覚した．10分程度でおさまったが，心配になって救急外来を受診した．

O：突然
P：左胸部
Q：締め付けられるような痛み
R：放散痛なし
S：労作時に同じ痛みを経験．安静で軽快．
T：15分以内におさまっている
A：嘔気

5年前から同様の経験をしており，頻度は2週間に1回くらい．5分以上続いたのは初めてであり，今まで医療機関に相談していなかった

【ROS】
＋：胸痛，嘔気
－：発熱，背部痛，呼吸困難，動悸，冷汗，麻痺，失神，嘔吐，咳嗽，喀痰，胸やけ
※陽性所見だけでなく，陰性所見も漏れなく記入しておくことが大切

【既往歴】尿路結石，高血圧，脂質異常症　（※かかりつけ医なし）

【家族歴】特記事項なし
【常用薬】特になし
【アレルギー】ペニシリン系（→皮疹）
【血管リスク】■ HT　■ HL　□ DM　□ CKD　■ たばこ
　　　　　　　□ 家族歴
【生活歴】
たばこ：5本/日〜25年　（※禁煙試みたが断念）
アルコール：飲まない　（※飲むとすぐに赤くなるため）
暮らし：未婚．1人暮らし．両親は隣の県に在住．
仕事：大工

【来院時 vital signs】
general：not bad
vital signs：意識清明, BT 36.2℃, BP 155/78 mmHg（左右差なし）, PR 72/min, RR 14/min, SpO$_2$ 100%（r.a.）

【身体所見】
頭部：貧血（−），黄染（−），結膜充血（−），瞳孔 4＋/4＋
口腔内：発赤（−），扁桃白苔（−），粘膜疹（−），う歯（−）
頸部：LN 腫大・圧痛（−），頸静脈怒張（−），甲状腺腫大・圧痛（−）
肺：L ＝ R clear，no rales
心：S1 → S2，S3（−），S4（＋）．no murmur，胸壁の圧痛（−）
腹部：soft & flat，no tenderness，b/s moderate，明らかな腫瘤触知せず，tapping pain（−），Murphy 徴候（−）
四肢：浮腫（−），皮疹（−），末梢冷感（−）

【心電図】
HR 69/min，NSR，PQ/QRS/QT 間隔異常なし，軸偏位なし，脚ブロックなし，ST-T change（−）

A

\# 胸痛

\# 嘔気

　川崎病や違法薬物の使用歴なし．大きなバイタル異常なく，病歴・身体所見からは狭心症発作が最も考慮されるが，血管リスクはそこそこ高く，6 killer chest pain も念頭におきつつ精査は必要だろう．

P　採血，胸部X線，心エコー

#

1 時間後に再度診察

S　痛みはもうありません．嘔気も落ち着きました．

O　Vital stable．ラピチェック陰性

【採血】
心筋逸脱酵素上昇なし
D-dimer < 0.5 mg/dL
その他，血算，生化学など有意な所見なし

【心エコー】
壁運動 n.p.
EF 60％程度
右心負荷や逆流の所見なく，心嚢水貯留も認めない．

【胸部X線】
心拡大軽度（CTR 54％）
縦隔拡大や胸水は認めない．カルシウムサインも陰性．

A　# 狭心症発作 s/o
　　胸部X線で気胸や食道破裂の所見なし．WellsスコアMP陰性で，D-dimmer陰性であることからPEも否定的．心エコー所見から心タンポナーデや大動脈解離も考えにくいだろう．心電図所見や心筋逸脱酵素も認めないため，ACSは現段階では否定的と考えられるが，発症後すぐの採血であるため再検は必要と考える．

P　再度採血．

#
発症後3h後の再採血

S　仕事場はこの近くであり，明後日の午前中なら受診可能です．

O　心筋逸脱酵素（－）．
　その他著変なし

A　# 狭心症発作
　　ACSは否定的．ただし，今回のエピソードでの受診は初であり，VSAの可能性もあるため，循環器科フォローが望ましい．

P　　循環器専門医に連絡．外来受診の予定調整を行い，明後日再受診をお願いした．本日はニトロペン頓用処方のうえ，帰宅可

の指示をいただいた.

　同様の症状が出現し,痛みがとれないようであればすぐに受診していただくよう説明.以上,上級医の天沢先生にも相談した.

処方：ニトロペン舌下錠0.3 mg　胸痛時　3回分

3 よく使うテンプレート集

基本セット

【主訴】
【現病歴】
【既往歴】

HT（−），HL（−），DM（−），Asthma（−），Osteoporosis（−）
※ ●●病院かかりつけ

【常用薬】
【家族歴】
【アレルギー】食物（−），薬（−），その他（−）

【生活歴】
たばこ：
アルコール：
暮らし：
仕事：
普段の食事量やADL：

Vital sign セット

general appearance：
vital signs：E4V5M6，BT ℃，BP /mmHg，PR /min・整，RR /min，SpO_2 %（r.a.）

身体所見セット

体型：痩せている
頭部：貧血（−），黄染（−），結膜充血（−），点状出血（−）
口腔内：発赤（−），扁桃白苔（−），粘膜疹（−），う歯（−）
頸部：リンパ節腫大・圧痛（−），頸静脈怒張（−），甲状腺腫大・
　　　圧痛（−），項部硬直（−）
肺：L ＝ R clear, no rales
心：S1 → S2, S3（−），S4（−）．no murmur
腹部：soft & flat，no tenderness，b/s moderate，明らかな腫
　　　瘤触知せず，tapping pain（−），heel drop sign（−），
　　　Murphy 徴候（−），肝叩打痛（−），肝脾腫（−）
腰：CVAt −／−，腎把握痛（−），脊柱叩打痛（−）
四肢：浮腫（−），皮疹（−），末梢冷感（−）

OPQRSTA セット

Onset：突然，急性，亜急性，慢性
Position：全体，部分的
Quality/Quantity：性質，どのくらい痛いか
Radiation：放散痛
Situation：増悪寛解因子
Time coarse：経過．間欠 or 持続痛か．持続時間．
Association：随伴症状

神経学的所見セット

【脳神経】
Ⅰ：normal
Ⅱ：視野障害（−），視力障害（−）

Ⅲ/Ⅳ/Ⅵ：眼位正常，眼球運動 smooth & full，複視（－），眼振（－），輻輳（－），眼瞼下垂（－），瞳孔 3＋/3＋
Ⅴ：intact
Ⅶ：額のしわ寄せ左右差なし，まつげ徴候左右差なし，口角下垂（－）
Ⅷ：難聴（－），めまい（－）
Ⅸ/Ⅹ：口蓋垂偏位（－），カーテン徴候（－），構音障害（－），嚥下障害（－）
Ⅺ：胸鎖乳突筋 5/5，僧帽筋 5/5
Ⅻ：舌萎縮（－），線維束性収縮（－），舌の偏位（－）

【運動】MMT：upper 5/5，lower 5/5
　　　　上肢 Barré 徴候－/－，下肢 Barré 徴候－/－，Mingazzini 試験－/－
【感覚】温痛覚 n.p.，位置覚 n.p.，振動覚 n.p.，知覚異常（－），錯感覚（－）
【反射】下顎反射＋/＋，上腕二頭筋反射＋/＋，上腕三頭筋反射＋/＋，腕橈骨筋反射＋/＋，膝蓋腱反射（＋），アキレス腱反射（＋），Babinski 反射－/－，Chaddock 反射－/－，Hoffmann 反射－/－，Trömner 反射－/－
【小脳】DDK・FNT・HKT skillful/skillful
【立位】歩行 normal, gait normal, 片足立ち可, Romberg 徴候（－）

徒手筋力テスト（MMT）セット

上肢：三角筋（del），上腕二頭筋（bi），上腕三頭筋（tri），腕橈骨筋（brachio），手根伸筋群（WE），手根屈筋群（WF），母指対立筋（OP）
下肢：腸腰筋（ilio），大腿四頭筋（quad），大腿屈筋群（ham），前脛骨筋（ant.tib），腓腹筋（gastro）

※評価
5（normal）：強い抵抗
4（good）：中等度の抵抗
3（fair）：重力に逆らえる
2（poor）：重力を除けば運動可能
1（trace）：筋収縮（ピクピク）はあるが動かせない
0（zero）：筋収縮なし

ROS（Review Of System）

全身：発熱（−），悪寒・戦慄（−），失神（−），意識障害（−），体重変化（−），倦怠感（−），瘙痒（−）
頭部：頭痛（−），めまい（−）
眼：眼痛（−），視力障害（−），視野障害（−），複視（−）
鼻：鼻汁（−），鼻閉（−）
耳：耳痛（−），難聴（−），耳鳴り（−）
口：咽頭痛（−），口渇（−），流涎（−），開口障害（−），嗄声（−）
頸部：頸部痛（−），嚥下時痛（−），嚥下困難（−）
肺：呼吸困難（−），咳（−），喘鳴（−），喀痰（−），血痰（−）
心：胸痛（−），背部痛（−），動悸（−）
腹部：腹痛（−），腹部膨満感（−），悪心・嘔吐（−），吐血（−），食思不振（−）
腰：腰痛（−）
尿：排尿時痛（−），頻尿（−），乏尿（−），多尿（−），排尿困難（−），血尿（−），残尿感（−）
便：便秘（−），下痢（−），血便（−），黒色便（−）
四肢：浮腫（−），関節痛（−），下肢痛（−），冷汗（−），寝汗（−），振戦（−）
神経：脱力（−），麻痺（−），しびれ（−），精神異常（−）

column

うまいROSのとり方

　主訴に対する随伴症状は診断をするうえで欠かせないファクターです．患者さんは全部を語ってくれるとは限らず，ときに探偵のごとく，こちらから情報を探りに行かなくてはなりません．そんな探偵のツールの1つがROSで，隠れた主訴を引き出すことでより短時間でより効率よく診断にたどり着くことができる，優れた道具なのです．

　しかし，毎度手間がかかってしまうことがデメリット．余裕のある状況ならいざ知らず，忙しい救急外来で1個1個聴いている時間なんかないよ！とお思いの方も多いかもしれません．

　そんな読者の方におすすめの方法があります．それは，身体所見と同時にROSをとるということ．身体所見は上（頭）から下（足）までルーチンでとると思いますが，そこで1つ1つ聴いていけばいいのです．例えば，頭部の診察時には「頭痛」「視力障害」「めまい」，頸部の診察時には「頸部痛」「嚥下痛」「嚥下困難」，腹部の診察時に「腹痛」「嘔気」「便の性状」などあらかじめ決めておきます．こうすれば違和感なく情報が集められると同時に，患者さんとのコミュニケーションも図れ，一石二鳥です．

　本文では，ROSを厳選しました（10個くらい）．ただ，それはあくまでその主訴に特に重要と思われるものを抜粋したものなので，ROS＋身体所見をルーチン化してしまえば1回1回確認しなくて済むかと思います．というよりも，本文のROSは抜けないようにする確認用だと思っていただいたほうがいいかと思います．

第 2 章

救急外来
How To Do

⓪ 救急外来の掟

主な検査
- should 必要度が高い検査
- sometimes 追加を検討すべき検査
- rarely 場合によって or 入院してから必要な検査

鑑別
　赤字は common もしくは critical で，常に鑑別にあげておきたいもの．他については，救急外来で診断困難なものも含まれていますが，診断に困ったときに役立てて欲しいと思います．

初期対応
　あくまで初期研修医として，できるべきもの．各施設によってもやり方が異なるところもあるので，そこは上級医の判断を優先しましょう．

Amasawa's Advice
　主訴ごとに3つずつ著者の経験を踏まえたアドバイスを皆さんにお届けしています．pitfall も含めて非常に重要な点を伝えました．

カルテチェックリスト
　本書の目玉．カルテに何を残しておくべきか，ということを重点としたまとめ．もちろん，病歴，既往歴，家族歴，常用薬，アレルギー，生活歴など一般的なことについては常に記載をしておきましょう．そこから大事なものを抜粋した形であるため，ここに書いていないことを書かなくてよいというわけではありません．重複するところもありますが，そこは特に大事ということを強調したいだけなので，ご容赦ください．
　ROS については全てとるのが本来望ましいですが，あえて10個に厳

選としました．身体所見もルーチン以外のものは忘れがちであるため，しっかり1つ1つ確認しましょう．それが自分の診療の軸になっていくし，最も勉強になるやり方であると著者は考えています．

天沢が研修医時代に感じたこと

著者の研修医時代の経験，それから研修医時代に知っておいてよかったこと，今だからこそ知っておきたかったことを中心に書きました．皆さんと同じ感覚をもっていた頃の著者の感性を残しているため，より共感をいただけるところだと思います．他人から学ぶうえで最も参考になるのは成功談よりも失敗談ですからね．そのため，著者の失敗も惜しみなく載せています．ときにはそんな失敗するん!? というのも載っているかもしれませんが（笑）．役立つpearlをたくさん散らしているので，なんだかんだ勉強になると思います．著者は某有名病院で研修を受けましたが，その経験もふんだんに盛り込んでいます．本書の著者としてだけではなく，いわゆる屋根瓦式のアドバイスを受けている，という立場でも学んでいただけたらなと思います．

心構え
- [ ] 当直前に，ここに記載されているもの1つを肝に銘じてから働く
- [ ] 1人で対応が難しいときにはすぐに人を呼ぶ
- [ ] 最初に稀な疾患を想起せず，commonな疾患から考える
- [ ] 緊急で使う薬（ボスミン®など）は量・投与経路・投与速度・副作用・禁忌事項などをあらかじめ細かくインプットしておく
- [ ] 看護師さんとは普段からコミュニケーションをとり，お互いがチームであることを忘れずに助け合う
- [ ] 前医の悪口を決して言わない
- [ ] 身だしなみを整えてから診察室に入る
- [ ] 患者さんへの敬意を忘れない

Vital signs
- [ ] どんなときもVital signsの解釈からはじめる
- [ ] 体温の解釈時に，解熱薬を使用していないかきく
- [ ] 脈拍の解釈時に，β遮断薬などを普段から内服していないかきく
- [ ] 血圧の解釈時に，普段の血圧をきく
- [ ] SpO_2の解釈時に，呼吸数も合わせてみる
- [ ] 呼吸数の解釈時に，頻呼吸があれば間違いなくなにかが起こっていると1ランクギアをあげる（敗血症，頭蓋内出血など）
- [ ] ABCの解除を優先する

病歴
- [ ] 「突然発症」は具体的になにをしていたときかを尋ねる
- [ ] 陽性所見だけでなく，陰性所見も同じくらい大切にする
- [ ] 患者さんの言葉を医学的な用語に変換する
- [ ] 既往歴は「入院・手術を要したもの」「普段から健診で指摘されているもの」「症状と関連するもの」「外傷歴」「精神疾患」の5つにカテゴリーして具体的に問診する
（※「大きな病気」は？　では価値観によって変わってしまう可能性あり）

- □ 普段の ADL と現在の ADL の比較を忘れない

検査
- □ 不要な検査をしないことも大切だが，客観的な指標を残すことも大切であることを肝に銘じる
- □ 採血は血算・生化学を基本とし，凝固，心筋逸脱酵素，NH_3 などは必要があるときのみ追加する
- □ 胸部 X 線や心電図は以前のものと比較する
- □ 途中で説明を求められることもあるが，結果が出るまでは確定的なことを言うのは控える

帰宅時
- □ 帰宅させる前に本書の「カルテチェック」をもう1度参照する
- □ 薬を処方するとき（特に慣れない薬剤）は必ず添付文書で確認する
- □ どういうときに再診すべきかは具体的に書く（×「有事の際再診」）
- □ 救急外来では一時点だけ診ているに過ぎないことを忘れない
- □ 帰せるかどうかは，本人の生活状況まで考慮して判断する
- □ 慢性発症のものを安易に正常に戻そうとしない
- □ きちんとした説明は，副作用のない立派な治療である

1 頭痛

主な検査
- **should** 頭部 CT
- **sometimes** 腰椎穿刺，頭部 MRI/MRA
- **rarely** 採血（＋血ガス），血液培養，頭部 X 線，眼底鏡，心電図

鑑別
1st：SAH，髄膜炎，緑内障発作，外傷（ASDH，CSDH など）
2nd：CO 中毒，側頭動脈炎，頸動脈・椎骨動脈解離，帯状疱疹，副鼻腔炎，高血圧性脳症，脳血管障害，脳膿瘍，視神経炎
3rd：片頭痛，緊張性頭痛，発熱，貧血，低 Na 血症，アルコール，大後頭神経痛，三叉神経痛，眼精疲労，脳動静脈奇形，腰椎穿刺後頭痛

頭部 CT の適応（SNOOP）
- **S**ystemic disability：全身状態不良
- **N**eurologic：神経学的所見に異常あり
- **O**lder：40 歳以上で新規発症
- **O**nset abrupt：突然発症
- **P**attern change：いつもと違う

頭部 CT で SAH を見逃すとき
①発症から時間が経っている
※ 6 時間以内なら 100％，24 時間以内なら 95％，3 日以内なら 75％，1 週間以内なら 50％の感度となる→ 24 時間以降ならば頭部 MRI を検討．
② Hb ＜ 10 g/dL・出血量が少ない
③読影力不足

※ pseudo-SAH（髄膜炎，低酸素脳症，血管炎，造影剤など）に注意！

初期対応

SAH：ニカルジピン（10 mg/10 mL）持続静注 2〜4 mL/hr で開始．
　　　→ sBP＜140 mmHg が目標．絶対安静．
髄膜炎：髄膜炎（→ P.219 参照）
緑内障発作：サンピロ®点眼 1〜2 滴 15 分ごと＋D-マンニトール 200 mL
頭部外傷：頭部外傷（→ P.183 参照）
側頭動脈炎：プレドニン® 1 mg/kg
帯状疱疹：バルトレックス® 1,000 mg TID＋メチコバール® 500 μg TID
片頭痛：片頭痛（→ P.209 参照）
※対症療法としてカロナール，ロキソニン，セレコックス，ソセゴン，ミオナール，テグレトール，トリプタノールなど（すべて商品名）．
※各科コンサルトもお忘れなく！

morning headache

脳腫瘍，慢性硬膜下血腫，SAS，うつ病，薬物乱用頭痛

鑑別（エキスパート）

群発頭痛，脳腫瘍，顎関節症，RCVS/PRES，低髄液圧症候群，特発性頭蓋内圧亢進症，脳静脈洞血栓症，下垂体卒中，褐色細胞腫，Tolosa-Hunt症候群，Crowned dens syndrome，眼窩蜂窩織炎，肥厚性硬膜炎，尿毒症，過粘稠度症候群，子癇，性行為後頭痛，SAS，放射線被曝，更年期障害，薬剤（RAS，経口避妊薬，硝酸薬など），睡眠薬離脱，薬物乱用頭痛，危険ドラッグ，心因性

Amasawa's advice

❶ walk in で来る SAH に神経学的所見など役に立たない！　病歴で疑わしければ精査（頭部 CT/MRI, 腰椎穿刺など）は必須といえる．
❷ 脳梗塞を心配してくる人は多いが，基本的に脳梗塞は痛くならない（頭痛を伴うものは基本的になんらかの神経所見を伴う）！
❸ "突然" "増悪" "最悪" が 1 つでもあれば要注意！

カルテチェックリスト

頭痛

病歴

- ☐ OPQRSTA を詳細に（特に突然，増悪発症）
- ☐ 外傷エピソード
- ☐ 人生最大の痛みか（最悪か）
- ☐ 以前にも同じような頭痛の経験があるか
- ☐ 最近始めた薬剤
- ☐ 抗血小板薬や抗凝固薬の内服はあるか
- ☐ 家族歴

ROS

- ☐ 発熱　☐ 嘔吐　☐ 意識障害　☐ 眼痛　☐ 頸部痛
- ☐ めまい　☐ 複視　☐ 視力障害　☐ 麻痺　☐ しびれ

身体所見

- ☐ Cushing 現象（血圧↑，脈拍↓）
- ☐ 瞳孔異常（散瞳，不同，対光反射消失など）
- ☐ 結膜充血・毛様充血
- ☐ 眉上部・下部の圧痛
- ☐ jaw claudication，側頭動脈の圧痛・索状肥厚・拍動減弱
- ☐ 髄膜刺激徴候（項部硬直，jolt accentuation test，neck flection test）
- ☐ 頸椎可動域制限
- ☐ 皮疹（特に頭皮や外耳道）
- ☐ 神経学的所見

腰椎穿刺の記載例

Procedure Note 〜腰椎穿刺〜
実施場所：救急外来
施行者：天沢
介助者：Dr. 佐藤　Ns. 鈴木
初圧：12 cmH$_2$O
外観：無色透明

　左側臥位で胸膝位の穿刺体位をとった．穿刺部を10％ポビドンヨードで消毒し，滅菌ドレープで被覆．1％キシロカイン3 mLで局所麻酔を行った後にスパイナル針でL3/4椎間を穿刺したところ，外観無色透明な髄液を得た．2 mLの髄液を3本採取し，検体を提出．1本は保存用とした．手技中，患者からの下肢のしびれ，頭痛，嘔気などの訴えはなく終了．1時間の安静を指示し，合併症なく終了した．

天沢が研修医時代に感じたこと

頭痛をどこまで詰めるべきか

　walk inでくる「頭痛」は非常に難しい！　「バットで殴られた」とか「突然発症の最悪な頭痛」とかそういう典型的な例は救急車で来ることが多く，walk inでくる「頭痛」は非典型例がほとんど．そのため，救急外来での「頭痛」診療の行きつく先はどこまで非典型例を詰めるかにあると著者は考えています．鑑別はあまり多くなく，知識面だけを考えれば上級医と研修医にそこまで大差はありません．自然に治ってしまうものも少なくありませんが，頭部CT陰性のSAH，ケロッとして元気そうな人のSAH，発熱のない髄膜炎，jolt陰性の髄膜炎，これらが実際にあるから怖いのです．つまり，やるべきことはわかっているけれど，いざ目の前の患者さんにどこまで詰めるかというのが，「頭痛」の難しさの本質なのです．

　頭部CTの適応については「SNOOP」もあり迷うことはそこまでないかもしれませんが，いざ腰椎穿刺となるとハードルがグッと上がってしまうという人も多いのではないでしょうか．"突発""最悪""増悪"いずれかがあれば腰椎穿刺を全例すべし！　という上級医もいますし，そこまでしなくていいんじゃない？　という上級医もいます．正直，どちらが正解なのかは誰にもわかりませんが，1つ言えるのは見逃したときに責任を負うのはfirst touchした皆さんなのです（特にカルテ記載が不十分だったときには悲惨！）．もちろん，患者さんのoutcomeに関わるのが1番の問題ですけどね．

レジデントの先生の目標としては，診断をつけるに至らずとも「クモ膜下出血」「髄膜炎」「緑内障発作」の3つを絶対に見逃さない！と思って診療にのぞむことです．非典型例かどうかは経験がものを言うので机上での会得は不可能ですが，絶望する必要はありません．上記3つの疾患をメインに意識して病歴・身体所見をしっかりとり，適切なプレゼンテーションを上級医にできれば十分合格点でしょう．最終的な判断は決して1人ですべきではありません．あとは，本書に書いてあるカルテに何を記載すべきかをカルテチェックリストで埋めれば完璧です．

　もし，さらにレベルアップを目指すならばどこまでやるべきかの判断をつける……の前に，腰椎穿刺の手技力を磨くとよいでしょう．つまり，腰椎穿刺の閾値が上がっている理由が，患者さんへの侵襲ではなく，手技の自信のなさにあるならばこれを改善すべきということです．腰椎穿刺を百発百中でできないようであれば，どこまでやるべきかの判断を冷静に下しているとは言えないでしょう．

　「頭痛」は奥が深い！　すごく難しい！　そう思って1例1例地道に積み上げていくことこそが，「頭痛」診療が得意になる唯一の秘訣です．自分自身の成長を感じつつ，「頭痛」診療を究めて欲しいなと思います．

2 咽頭痛

主な検査
- **should** 溶連菌迅速検査
- **sometimes** 頸部 X 線，頸部 CT
- **rarely** 喉頭鏡，採血，胸部 X 線，胸部 CT，flu 検査，心電図

鑑別
1st： 急性喉頭蓋炎，扁桃周囲膿瘍，アナフィラキシー，気道異物・熱傷
2nd： 急性咽頭炎，伝染性単核球症，亜急性甲状腺炎
3rd： ACS，大動脈解離，縦隔気腫，Ludwig's angina，咽後膿瘍，Lemierre 症候群，成人 Still 病，逆流性食道炎，急性上気道炎

頸部 X 線の所見
急性喉頭蓋炎：thumb sign，vallecula sign
Ludwig's angina：口腔底軟部組織の著明な腫脹
咽後膿瘍：椎体前面の軟部組織の著明な腫脹

Modified Centor Criteria
①発熱（≧ 38℃）
②咳がない
③前頸部リンパ節腫脹・圧痛
④扁桃白苔
⑤ 3〜14 歳（※ 45 歳以上は逆に − 1 点）
※各 1 点．2 点以上で溶連菌迅速検査を推奨．

頸部リンパ節腫脹の鑑別

発熱（＋）・圧痛（＋）：細菌性咽頭炎（前），ウイルス性咽頭炎（後），菊池病，猫ひっかき病，膠原病（SLE, Sjögren 症候群など）

発熱（－）・圧痛（－）：結核，悪性リンパ腫，悪性腫瘍の転移，トキソプラズマ，木村病，サルコイドーシス

初期対応

扁桃周囲膿瘍：ABPC/SBT 3 g q6hr
急性喉頭蓋炎：CTRX 2 g q24hr
気道閉塞症状（＋）：ソル・メドロール® 1 mg/kg（or 80〜125 mg）
溶連菌性咽頭炎：AMPC 500 mg TID を 10 日間
解熱鎮痛薬：カロナール® 300 mg 頓用
抗炎症薬：トランサミン® 250 mg TID，桔梗湯 2.5 g TID，SP トローチ®
※必要に応じて耳鼻科コンサルト＋挿管準備

上気道炎症状に対する対症療法

鼻水メイン：小青竜湯 3 g TID or カルボシステイン 500 mg TID
咽頭痛メイン：桔梗湯 2.5 g TID or トランサミン® 250 mg TID
咳メイン：麦門冬湯 3 g TID or コデインリン酸 20 mg TID or メジコン® 15 mg TID

鑑別（エキスパート）

レプトスピラ症，ボツリヌス中毒，破傷風，咽頭結核，耳下腺炎，顎下腺炎，石灰沈着性頸長筋膜炎，川崎病，食道破裂，食道カンジダ症，咽頭癌，喉頭癌，食道癌，悪性リンパ腫，SLE，放射線照射後，咳嗽，挿管後，NG チューブ挿入後，心因性

Amasawa's advice

❶ 訴えの割に咽頭所見が乏しいときには必ず急性喉頭蓋炎を疑おう！
❷ 声がおかしい（こもる声・嗄声）ときには要注意！
❸ 説明不能な咽頭痛は ACS を疑うべし！

カルテチェックリスト

咽頭痛

病歴

- [ ] OPQRSTA を詳細に！（特に突然発症か）
- [ ] アレルギー物質の摂取の可能性
- [ ] 血管リスク（HT，HL，DM，CKD，タバコ，家族歴）
- [ ] 先行する感冒症状
- [ ] 渡航歴（特に発展途上国）
- [ ] sexual activity（キス，オーラルセックスなど）

ROS

- [ ] 発熱
- [ ] 悪寒・戦慄
- [ ] 呼吸困難
- [ ] 流涎
- [ ] 嚥下困難
- [ ] 開口障害
- [ ] 声変わり
- [ ] 咳
- [ ] 鼻汁
- [ ] 胸痛

身体所見

- [ ] 努力様呼吸（陥没呼吸や呼吸補助筋の使用など）
- [ ] ラ音（stridor，crackle など）
- [ ] 口腔内（発赤，扁桃腫大・白苔，口蓋垂の偏位，口蓋出血，う歯）
- [ ] 舌骨の圧痛
- [ ] 頸部腫脹や内頸静脈に沿った圧痛
- [ ] 頸部リンパ節の腫脹・圧痛 （※部位も大切）
- [ ] 甲状腺の腫大・圧痛
- [ ] 皮下気腫
- [ ] 肝脾腫

> 天沢が研修医時代に感じたこと

咽頭痛のスコアリングについて

　centor criteria について質問されることが多いので，少しお話をさせてください．上級医を含めてこのスコアリングを少々誤解している人がいるのですが，これは溶連菌を検出するためのスコアではなく**臨床的な解釈を含んだスコアリング**です．だから，0点でも陽性になることはあるし，5点でも陰性のことはしばしば経験することだと思います．「centor criteria なんかあてにならないよ！」と言われているのをときどき聞きますが，そういう理由なのでしょう．

　咽頭炎は common diseases の1つであり，**10％程度が溶連菌**で，あとはほとんどウイルス性と言われています．また，A群溶連菌は**定着菌**の可能性もあり，小児では10％も定着していると言われています．centor criteria が2点になって初めて溶連菌性咽頭炎の可能性が10％を超えるため，2点以上を本物として扱うべき（検査すべき）ということなのです．つまり，**1点以下は定着菌の可能性のほうが高いため検査の意義に乏しい**というわけですね（ただし，3歳以上では定着菌を除去したほうがいいとも言われています）．4〜5点と高い点数なら50％くらいは溶連菌なので，他の細菌性咽頭炎の原因となるフソバクテリウムなども考慮すると，検査の結果に関わらず抗菌薬を投与するべき！　という人もいるわけです（ただし，フソバクテリウムについては症状緩和が主な目的で，合併症予防という点での意義は不明）．

さて，そんな centor criteria ですが，個人的には成人向けだと思っています．子どもで大事なのはやはり喉の所見．溶連菌っぽさというのは喉をみただけで，なんとなく分かります（多くの小児科の先生もそうだと思います）．白苔の有無…ではなく，赤みの強い独特の感じですね．

　実は centor criteria で考えると，「子どもの高熱」はほぼ全例適応になることにお気づきでしょうか．「嘔吐，腹痛，下痢」といういかにも急性胃腸炎っぽい症状があるときでも，「咳なし」「3歳〜14歳以下」が当てはまってしまいます．

　また，それぞれの尤度比をとると陽性尤度比は1.5前後なので，あまり鋭敏な指標とはいえません．全部合わせても陽性尤度比は3.0程度であり，centor criteria が満点でもそんなものか〜という印象です．スコアリングには含まれていませんが，小児では「嘔吐」や「口蓋点状出血」の陽性尤度比のほうがこれらよりも高いので，centor criteria は当てにならない（不完全）と小児科の先生たちが仰られるのも一理あるのです．

　まとめると，大人では centor criteria を使い，子どもでは喉の所見を大切にしつつ閾値を下げて検査をする，というのが私のやり方です．

3 胸痛

主な検査
①**採血**：血算，生化学，凝固，心筋酵素（＋ラピチェック，血ガス）
②**心電図**：過去との比較が大切
③**心エコー**：最低でも壁運動と逆流の有無，右心負荷，心嚢液貯留など
④**胸部X線**：縦隔拡大，心拡大，胸水（特に左），気胸，縦隔気腫
⑤**造影CT**：大動脈解離，肺塞栓症など

まず除外すべき6疾患＆初期対応
緊張性気胸：救命救急科へ→緊急ドレナージ
肺塞栓症：循環器内科へ→抗凝固療法（＋血栓溶解療法）
心タンポナーデ：循環器内科へ→場合によっては心嚢穿刺
ACS：循環器内科へ→MONA（＋H）の上，心カテへ
大動脈解離：心臓血管外科へ→（A型）緊急手術（B型）降圧療法
食道破裂：腹部外科へ→緊急手術
※いかに素早くコンサルトできるかが鍵！

ACSリスク
55歳以上，男性，家族歴，高血圧，脂質異常症，糖尿病，慢性腎不全，喫煙，薬物（コカインなど），川崎病の既往

注意すべき心電図変化
ST-T変化，新規脚ブロック，T波陰転化，SⅠQⅢTⅢ
※心電図が正常ならLR－0.1〜0.3だが完全に除外はできない．

その他の鑑別と問診におけるポイント

圧迫感：たこつぼ心筋症
灼熱感：胃・十二指腸潰瘍，GERD，帯状疱疹
安静・ニトロで軽快：狭心症
胸膝位で軽快：膵炎，心膜炎
深呼吸で悪化：気胸，胸膜炎，肺炎，肋軟骨炎
臥位で悪化：GERD
空腹時に悪化：十二指腸潰瘍，妊娠，GERD
食後に悪化：胃潰瘍，胆石，膵炎
局所の圧痛：肋骨骨折，肋軟骨炎，筋肉痛，転移性骨腫瘍
局所の皮疹：帯状疱疹，Mondor病，胸鎖肋関節炎

若年者に多い胸痛の原因

①気胸
②縦隔気腫
③胸膜炎
※胃・十二指腸潰瘍，GERD，帯状疱疹，胆囊炎，膵炎，心因性なども．

Amasawa's advice

❶「OPQRSTA」の病歴が最も重視される．
❷緊張性気胸は身体所見で決着をつけよう！
❸しっかり除外するなら時間をおいて心筋逸脱酵素を再検しよう！ 1か月以内に増悪・増加している場合には，たとえ検査が陰性でも入院精査が望ましい．

カルテ チェックリスト

胸痛

病歴
- [ ] OPQRSTA を詳細に！（特に突然発症や持続時間）
- [ ] 外傷エピソード
- [ ] 放散痛（歯〜肩）
- [ ] 前にも同じような痛みがあったか
- [ ] 安静で症状の変動があるか
- [ ] 吸気・体位変換・圧迫で増悪するか
- [ ] 大量飲酒と誤嚥エピソード
- [ ] 血管リスク（HT，HL，DM，CKD，タバコ，家族歴）

ROS
- [ ] 発熱
- [ ] 背部痛
- [ ] 呼吸困難
- [ ] 動悸
- [ ] 嘔吐
- [ ] 冷汗
- [ ] 麻痺
- [ ] 咳
- [ ] 喀痰
- [ ] 胸やけ

身体所見
- [ ] バイタル異常（特に血圧低下，頻脈，頻呼吸）
- [ ] 血圧の左右差
- [ ] 頸静脈怒張
- [ ] 皮下気腫
- [ ] crackles
- [ ] 心雑音
- [ ] 下肢の浮腫・圧痛
- [ ] 皮疹（小水疱，膿疱，索状物など）

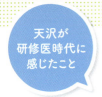
天沢が研修医時代に感じたこと

胸痛における心電図の立ち位置

　「胸痛」は critical な疾患が多いため，自然とワンギア上がる訴えです．特に病歴が大切で，「突然」「冷汗」「15 分以上持続している」「呼吸困難」「背部痛」「頻回嘔吐」など怖い疾患を疑わせるようなものがあれば，たとえ心電図・心筋酵素で否定的でも，安易に帰宅させない（経過を追って再度検査する）ことが肝心だと思います．

　もう 1 度大切なので言います．病歴でそれっぽいときはあるものとして考えなくてはいけません．読者の方は心電図に自信があるでしょうか？　ST 変化だけでなく，R 波増高，T 波のみの変化，脚ブロック，sgarbossa など学生時代にはあまり習わなかった所見の ACS，S I Q Ⅲ T Ⅲ……ではなくほとんどが非特異的所見になる肺塞栓症，など教科書的なことが通用しないものが実際の臨床では多いので，心電図に苦手意識が出てくるのは当然だと思います．

　しかし，心電図≒身体所見のようなものだと考えてみてください．そうすると少しラクになりませんか？　どういうことかというと，そもそも身体所見がすべてだと思っている人はいないでしょう．ほとんどが病歴と合わせて活きてくるものです．もちろん，身体診察が一発診断につながることもあります．しかし，それは心電図も同じ．派手な ST 上昇なら一発でわかりますよね．逆に，身体所見でハッキリしなくても安易に否定したりはしないはず．身体所見でも心電図でもとる人の技量によるところが大きいのが現実です．普段から身体所見（心

電図）をとっている人と経験が乏しい人では差があるのは当たり前のことなのです．

　ですが落胆する必要はありません．熟練医（専門医）も決して身体所見（心電図）だけで判断しているわけではありません．病歴で疑わしいときに身体所見（心電図）があればそうと言えますが，なくても除外はできません．反対に，病歴で疑わしくないときに身体所見（心電図）があってもなんとも言えませんが，なければ可能性は低いといえるでしょう．

　「胸痛」というだけで心電図で判断！！ というのは本日でおしまいです．時間との勝負でもあるわけですから，まず怖い訴えがないかをきちんと聞く．あれば緊急処置（カテーテルなど）をする前提で検査をしつつ必要な情報を集める．怖い訴えがなければ，病歴や心電図を総合して考える．まとめると，検査（心電図など）よりも患者さんを診ることで本質に近づけるのが「胸痛」なのです．医療の原点こそが，「胸痛」診療にとって大切なわけです．

4 腹痛

主な検査
- **should** 採血（＋血ガス），腹部エコー
- **sometimes** 胸部X線，腹部CT（単純＆造影），心電図
- **rarely** 尿検査，胸部X線，胃管，内視鏡

まず除外すべき7疾患
①急性心筋梗塞
②腹部大動脈瘤破裂（AAA破裂）
③虫垂炎
④腸閉塞
⑤上腸間膜動脈閉塞症/NOMI
⑥急性膵炎
⑦特発性S状結腸穿孔

部位ごとにおける鑑別
心窩部：**心疾患，虫垂炎（初期），上腸間膜動脈閉塞症/NOMI，胃・十二指腸潰瘍，膵炎**，胃アニサキス症，肝疾患，胆疾患
右上腹部：**肝疾患，胆疾患**，腎疾患，肺疾患，胃・十二指腸潰瘍
左上腹部：**脾疾患**，腎疾患，肺疾患，胃潰瘍
側腹部：尿路結石の鑑別（→p.214）
右下腹部：**虫垂炎**（stump含む），**憩室炎，尿路結石**，腸間膜リンパ節炎，炎症性腸疾患，精巣捻転，精巣上体炎，鼠径ヘルニア
左下腹部：**虚血性腸炎，S状結腸穿孔**，憩室炎，精巣捻転，精巣上体炎，鼠径ヘルニア
下腹部：**膀胱炎，尿路結石**，前立腺炎，精巣捻転，尿閉
どこでも：**胃腸炎，便秘，腸閉塞，消化管穿孔，大動脈解離，AAA破裂，**

　　　　　　DKA/AKA，帯状疱疹，腹腔内膿瘍，ヘルニア嵌頓，ガス痛

臓器ごとにおける鑑別
肝：肝炎，肝周囲炎，肝膿瘍，肝細胞癌破裂
胆：胆石，胆嚢炎，胆管炎
脾：脾破裂，脾梗塞，脾膿瘍，脾捻転，脾腫瘤
腎：腎盂腎炎，腎梗塞，尿路結石，副腎梗塞，副腎出血
肺：肺炎，胸膜炎，膿胸，肺塞栓症，気胸
心：ACS，狭心症，心筋炎，心膜炎

腹部エコー所見
血管：大動脈の拡大，IVC 径
肝：肝内占拠性病変，肝内胆管拡張・壁肥厚
胆：胆石，胆嚢腫大，総胆管拡張
膵：膵腫大，膵管拡張
腎：腎腫大・萎縮，水腎症
虫垂：虫垂腫大，糞石
その他：液体貯留（Morison 窩・Douglas 窩など），卵巣嚢腫

痛みをとろう！
強い痛み：モルヒネ 2～4 mg iv
尿路結石：ボルタレン坐薬 25～50 mg sp
腸閉塞：胃管（or イレウス管）
胆石：ブスコパン 10～20 mg iv/im
消化性潰瘍：ガスター 20 mg BID，オメプラール 20 mg SID
体性痛：ロキソニン 60 mg po，トラマール 75 mg po
　　　　　ソセゴン 15 mg im，アセリオ 1,000 mg DIV
※すべて商品名

鑑別（エキスパート）

心窩部：肺疾患，食道破裂，上腸間膜動脈症候群

右上腹部：心疾患，横隔膜下膿瘍，門脈血栓症，上腸間膜動脈症候群

左上腹部：食道炎，憩室炎，膵炎，狭心症，横隔膜下膿瘍

右下腹部：腸結核，結腸垂捻転，腸腰筋膿瘍，後腹膜血腫

左下腹部：虫垂炎，腸腰筋膿瘍，後腹膜血腫

下腹部：虫垂炎，憩室炎，尿膜管遺残膿瘍，フルニエ壊疽

どこでも：消化管腫瘍，副腎不全，高 Ca 血症，高 Mg 血症，TTP/HUS，尿毒症，血管炎，急性ポルフィリン症，急性白血病，TSS，IBS，麻薬離脱，重金属中毒（鉛など），血管浮腫（NSAIDs，ACE 阻害薬，経口避妊薬，遺伝性など）

Amasawa's advice

❶ 25％は原因不明だが，8 割は自然に軽快する．

❷ 痛みをとることを躊躇しない！

❸ エコー＋ CT のほうが CT 単独よりも診断に迫ることができる．また，造影 CT は必ず単純 CT と比較して解釈しよう．

> カルテ
> チェックリスト

腹痛

病歴

- [ ] OPQRSTA を詳細に！（※特に突然発症や持続痛）
- [ ] 外傷エピソード
- [ ] last meal & last stool
- [ ] 普段の食事（量，内容など）
- [ ] 元々の便通
- [ ] ope 歴あれば術式や再建法も含めて
- [ ] 血管リスク（HT，HL，DM，CKD，タバコ，家族歴）
- [ ] 飲酒歴（量や頻度など）
- [ ] 症状出現の順番（特に嘔吐，腹痛，下痢は大切！）

ROS

- [ ] 発熱
- [ ] 嘔吐
- [ ] 下痢
- [ ] 吐血・下血
- [ ] 背部痛
- [ ] 冷汗
- [ ] 排尿時痛
- [ ] 頻尿
- [ ] 失神
- [ ] 体重減少

身体所見

- [ ] バイタル異常（特に血圧低下）
- [ ] 腹部所見を詳細に（特に腹膜刺激徴候）
- [ ] psoas 徴候
- [ ] 肝叩打痛
- [ ] Murphy 徴候
- [ ] CVA 叩打痛
- [ ] ヘルニア（特に鼠径部）

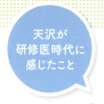
天沢が研修医時代に感じたこと

腹痛を嫌いにならないで！

　「急性虫垂炎は難しい！」このセリフは，誰しも一度は聞いたことがあると思います．ありふれた疾患（common diseases）だからこそ，非典型例も多い．心窩部痛や左下腹部痛など痛みの部位も様々であり，何歳でもアリ．手術歴があっても安心できません（stump appendicitis）．

　そんなpitfallの多い急性虫垂炎ですが，唯一除外していいときがあります．どんなときだと思いますか？ 腹部所見がないとき?? いえ……それは「他の疾患を診断できたとき」です．

当たり前やん！！
と思った方もいると思いますが，これが結構大切なんですよ．

虫垂炎を疑ったけど造影CTを撮ったら憩室炎だった！
虫垂炎を疑ったけど造影CTを撮ったら大腸炎だった！
ということは経験している方もいるでしょう．

　しかし，これはこれでよいのです．他の疾患を診断せずに「ん〜…よくわからないけど虫垂炎はなさそう」と判断するから，pitfallにハマってしまうのです．破けてしまって虫垂自体が正常に見えることもあります．造影CTまで行った際には必ず納得できる答えを見つけなくてはいけません．

それから，造影CTまで行かないと決めたときにも，**きちんとした根拠が必要**です．例えば，右下腹部痛がない，移動痛がない，腹部所見がない（歩いて響く・反跳痛など），嘔吐→痛みの順番，炎症反応上昇がない，エコー所見がないなど．逆に，これらを考えず，例えば下痢があるから胃腸炎などと決めつけるのはすごく乱暴な診療です．虫垂炎でも数回の下痢はありえるので，上記の否定要素がなければ虫垂炎を最後まで鑑別に挙げておくべきでしょう．

　最後に，急性虫垂炎のMANTRELS Alvarado scoreというのをご存知でしょうか．本書ではこれを取り扱っていません．というのも，**ほぼ役立たない**ためです．なぜかというと，これは典型例にはバッチリ当てはまるのですが，非典型例には全然当てはまらないからです．我々が知りたいのは非典型例の急性虫垂炎であり，典型的な急性虫垂炎は見逃さないので対象とする意味に乏しいのです．このスコアリングで否定的だから急性虫垂炎は否定！　というのは，pitfallを回避できる手段には成り得ません．

5 腹痛（若年女性）

主な検査
should 妊娠反応，尿検査，採血，腹部エコー
sometimes 胸部X線，腹部CT（単純＆造影）
rarely 腹部X線，心電図，内視鏡

まず除外すべき疾患
① 異所性妊娠
② 卵巣捻転
③ 急性虫垂炎

部位ごとにおける鑑別

心窩部：虫垂炎（初期），胃・十二指腸潰瘍，胃アニサキス症，肝炎，胆石，膵炎，肺疾患，心疾患，HELLP症候群

右上腹部：腎盂腎炎，Fitz-Hugh-Curtis症候群，肝炎，胆石，胃・十二指腸潰瘍，肺疾患

左上腹部：腎盂腎炎，脾疾患，胃・十二指腸潰瘍，食道炎，肺疾患，心疾患，膵炎，憩室炎

右・左下腹部：虫垂炎，憩室炎，腸間膜リンパ節炎，尿路結石，異所性妊娠，卵巣捻転，卵巣出血（特に右），PID

下腹部：膀胱炎，尿路結石，ヘルニア，虫垂炎，憩室炎，月経痛，子宮内膜症，子宮筋腫，PID，黄体出血，排卵痛

どこでも：胃腸炎，便秘，腸閉塞，消化管穿孔，DKA/AKA，ガス痛

月経時期における婦人科疾患の鑑別

排卵日：卵巣出血，排卵痛
月経1週間前：黄体出血
月経中：月経痛，月経困難症（子宮内膜症，子宮筋腫など），TSS
月経直後：PID，子宮内膜症

妊娠時期における産科的腹痛の鑑別

15週まで：正常妊娠，異所性妊娠，流産，胞状奇胎
28週以降：陣痛，偽陣痛，常位胎盤早期剥離，（前置胎盤）

Amasawa's advice

❶ 妊娠可能な女性の下腹部痛をみたらギアを上げ，産婦人科疾患を最後まで疑おう！
❷ 腹膜刺激徴候があるのにお腹が軟らかいときはPIDを疑うべし！
❸ 直腸診はほぼ役に立たない……ので原則しない．

カルテチェックリスト

腹痛（若年女性）

病歴

- [ ] OPQRSTAを詳細に！（※特に突然発症や持続痛）
- [ ] 外傷エピソード
- [ ] 最終月経（※いつもと変わりなかったかなど詳細に）
- [ ] 妊娠の可能性
- [ ] 経口避妊薬の有無
- [ ] sexual activity（最終性交日，パートナー数，コンドームの有無など）
- [ ] 挙児希望
- [ ] last meal & last stool

ROS

- [ ] 発熱
- [ ] 嘔吐
- [ ] 下痢
- [ ] 吐血・下血
- [ ] 失神
- [ ] 不正性器出血
- [ ] 性交痛
- [ ] 帯下の増加
- [ ] 排尿時痛
- [ ] 腰痛

身体所見

- [ ] 詳細な腹部所見（特に腹膜刺激徴候）
- [ ] CVA叩打痛
- [ ] 子宮頸部の可動痛

天沢が研修医時代に感じたこと

腹痛（若年女性）は要注意!!

　妊娠可能な女性といえば，常に「妊娠」の可能性を考慮する必要があります．たとえ関係のない主訴であったとしても，画像検査では被曝のリスクがありますし，薬剤では胎児への移行性が問題になってしまうことがあります．やはり，常に考慮しておくに越したことはないでしょう．月経歴などの女性特有の問診がヒントとなり，診断に結びつくことも珍しくありません．

　さて，そうは言っても妊娠可能な女性に対し，全例妊娠検査をする必要はありません．問診1つで済むことを考えればやり過ぎとさえ言えます．しかし，実際に見極めることは難しいことも……．皆さんはどのように聞いているでしょうか？

　「妊娠の可能性はありますか？」

　よく聞くセリフですが，これに対する YES/NO で判断するのは明らかに不十分といえます．
　あとからやはり妊娠だと分かったとき，「だってないって言ってたじゃん…」という言い訳は通用しません．もし，それで済ませようとしているならプロ意識に欠けていると言わざるをえません．

　次によく聞くのは
　「100％と99％でいえばどちらですか？」

これは悪くないけど，もう一歩！

　たしかに患者さんが，「いえ，100％ないです」といえば可能性は下がりますが，そう考える根拠がpoorな可能性があります．「今，生理中だから…」「ゴムつけたから…」「ピルを飲んだから…」など本人は本気で大丈夫！と思い込んでいるケースがあります．1つ目なら着床時出血の可能性，2つ目はもちろん絶対とは言えないし，3つ目はその日1日のみしか服用していないなど，我々医療者との認識のズレがあるかもしれません．

　「若い女性の方が救急外来にいらしたときには必ず聞いていることなのですが」からガードを解き，「正常な妊娠だけでなく異常な妊娠の可能性もあります」ということを含めてしっかりと説明をすれば，たいていちゃんとした答えが返ってくるはずです．それに加えて，付き添いの人に診察室の外で待機してもらう，セクハラと勘違いされないように状況を整えるなどの配慮もできると◎ですね．

6 腰痛

主な検査
- **should** 特になし（！）
- **sometimes** 腰椎 X 線，腹部 CT/MRI
- **rarely** 採血（＋血液培養），腹部エコー，尿検査（＋尿培養）

red flag
（1）70 歳以上
（2）基礎疾患あり（免疫不全など）
（3）外傷・手術歴
（4）安静時痛
（5）神経学的所見あり

鑑別（FACET）
Fracture：脊椎圧迫骨折（特に胸腰椎移行部）
Aorta：大動脈瘤破裂，大動脈解離，腎梗塞，脾梗塞，副腎出血
Compression：脊柱管狭窄症，椎間板ヘルニア，脊椎すべり症，硬膜外血腫
Epidural abscess：化膿性脊椎炎，硬膜外膿瘍，腸腰筋膿瘍
Tumor：骨転移，多発性骨髄腫
その他：尿路結石，腎盂腎炎，胃・十二指腸潰瘍，虫垂炎，胆嚢炎，膵炎，発熱，子宮内膜症，PID，SAH（脊髄 AVM 破裂），坐骨神経痛，帯状疱疹，不適合輸血，妊娠，急性腰痛症

骨転移を起こしやすい悪性腫瘍
①乳癌　②前立腺癌　③肺癌　④腎細胞癌　⑤甲状腺癌

対症療法

アセトアミノフェン,NSAIDs,筋弛緩薬,三環系抗うつ薬

Amasawa's advice

❶ ほとんどは筋骨格系だが,red flag があるときは注意して診察を!
❷ X線よりも病歴・理学所見が大切.
　(※骨折を疑わなければX線は不要)
❸ 経過を追うことが大切であるため,急性腰痛症と考えてもフォローアップは必須!

カルテ チェックリスト

腰痛

病歴

- ☐ OPQRSTA を詳細に！（特に突然発症）
- ☐ 外傷エピソード
- ☐ ステロイドや抗凝固薬の使用歴
- ☐ 骨粗鬆症や悪性腫瘍の既往
- ☐ 動きで特定の部位が痛むか
- ☐ 安静や鎮痛薬で改善するか
- ☐ 1 か月以上持続しているか

ROS

- ☐ 発熱
- ☐ 悪寒・戦慄
- ☐ 胸痛
- ☐ 嘔吐
- ☐ 関節痛
- ☐ 排尿困難
- ☐ 麻痺
- ☐ しびれ
- ☐ 血尿
- ☐ 体重減少

身体所見

- ☐ CVA 叩打痛・脊椎叩打痛
- ☐ 限局した圧痛点
- ☐ 詳細な腹部所見
- ☐ psoas 徴候
- ☐ 肛門括約筋の弛緩
- ☐ 膝蓋腱反射・アキレス腱反射
- ☐ SLR テスト
- ☐ 神経学的所見（特に膀胱直腸障害，下肢の知覚障害）

7 嘔吐

主な検査
- **should** 採血（＋血ガス），腹部 X 線，妊娠反応
- **sometimes** 心電図，尿検査，腹部 CT
- **rarely** エコー，頭部 CT/MRI，血液培養，腰椎穿刺，内視鏡

鑑別（NAVSEA）

Neuro：頭蓋内圧亢進，脳血管障害，髄膜炎，慢性硬膜下血腫，脳震盪，片頭痛，感覚，記憶

Abdominal：腸閉塞，胃腸炎，虫垂炎，胃・十二指腸潰瘍，逆流性食道炎，消化管穿孔，blind loop 症候群，早期ダンピング症候群，肝炎，胆石，胆嚢炎/胆管炎，膵炎，膵腫瘍，便秘

Vestibular：めまいの鑑別（→ P.98）

Sympathetic：交感神経系の興奮，精神疾患（AN など）

Electrolyte/**E**ndocrino：高 Ca 血症，DKA/AKA，副腎不全，尿毒症，甲状腺機能亢進症，高 Mg 血症

Aorta/**A**ddiction：大動脈解離，大動脈瘤，急性心筋梗塞（特に下壁梗塞），オピオイド，抗癌剤，抗うつ薬（特に SSRI），リチウム，アルコール，ジギタリス，NSAIDs，テオフィリン，CO 中毒，危険ドラッグ

その他：妊娠，尿路感染症，敗血症，尿路結石，緑内障発作，精巣捻転・卵巣捻転，アレルギー反応，過粘稠度症候群，SMA 症候群，放射線宿酔，動揺病

受容体と対応する制吐薬

	部位	制吐薬	備考
M_1受容体	嘔吐中枢	ブスコパン	アトロピンはBBBを通過しない
D_2受容体	CTZ 消化管	プリンペラン ナウゼリン ノバミン	腸閉塞には禁忌 錐体外路症状に注意
H_1受容体	前庭神経核 嘔吐中枢	トラベルミン ドラマミン	
$5\text{-}HT_3$受容体	CTZ 消化管 嘔吐中枢	カイトリル アロキシ セロトーン	化学・放射線療法のみ適応
NK_1受容体	網様体	イメンド	化学・放射線療法のみ適応

※ステロイドも制吐作用あり
※薬剤名はすべて商品名

嘔吐で注意すべき合併症3つ

①脱水 － 電解質異常
②化学性肺炎 － 誤嚥性肺炎
③Mallory-Weiss症候群 － 食道破裂

Amasawa's advice

❶イメージとしては消化器系にはプリンペラン®/ナウゼリン®を，めまい系にはトラベルミン®を，化学療法にはセロトーン/イメンド®を．
❷D_2受容体拮抗薬は，妊婦にはプリンペラン®，授乳婦にはナウゼリン®と使い分けをしよう！
❸急性発症では緊急疾患が隠れていることもあるため要注意！

**カルテ
チェックリスト**

嘔吐

病歴
- [ ] 思いあたるキッカケはあったか
- [ ] 癌の既往と治療歴
- [ ] 最近始めた薬剤
- [ ] last meal & last stool
- [ ] 血管リスク（HT，HL，DM，CKD，タバコ，家族歴）
- [ ] 妊娠の可能性
- [ ] sick contact
- [ ] 海外渡航歴
- [ ] 飲酒歴（量や頻度など）

ROS
- [ ] 発熱　　[ ] 頭痛　　[ ] 耳鳴り　　[ ] めまい　　[ ] 胸痛
- [ ] 腹痛　　[ ] 下痢　　[ ] 吐血・下血　　[ ] 冷汗　　[ ] 体重減少

身体所見
- [ ] 詳細な腹部所見
- [ ] 外傷痕
- [ ] 神経学的所見

天沢が研修医時代に感じたこと

嘔吐は奥が深い

　「嘔吐」の鑑別は多岐にわたると思いますが，その多くは随伴症状から目処を立てることが可能です．難しいのは「嘔吐」のみが症状の場合．なかには心筋梗塞など見逃すとやばぁい疾患も隠れていることがあるので，決して油断できないものです．かと思えば，ほとんどの薬の添付文書に「嘔気・嘔吐」の副作用が記載されており，薬の可能性はいつも否定できないというジレンマもあります．ある意味，「全身倦怠感」と同じくらい疾患特異性に乏しい主訴とも言えるでしょう．

　では，全員検査づけにする必要があるかというと，そうではありません．精査をすべきかどうかは患者背景と病歴を大事にしましょう．若い男性が飲み会で吐いたのと，高齢女性が突然嘔吐を繰り返すようになったのではレベルが全く違うでしょう？　やや極端な例だったかもしれませんが，突き詰めればそういうことなのです．

　最も難易度が高いのは，悪性腫瘍の既往があって，転移（脳や腹膜など）もあって，薬もたくさん飲んでいて，ope歴があって，精神疾患も合併しているなど複数のリスクをもっている場合です．頭蓋内圧亢進などのNeuroなのか，腸閉塞などのAbdominalなのか，前庭神経炎などのVestibularなのか，精神的なSympatheticなのか，高Ca血症などのElectrolyteなのか，オピオイド，抗癌剤，抗うつ薬などのAddictionなのか，随伴症状がない場合は非常に難しい！　もちろん，偶発的に急性心筋梗塞などのAortaを起こしたのかもしれない．

知識がついて来れば来るほど「嘔吐」を軽視することはできなくなるのです．

8 ショック

主な検査
- **should** 採血（＋血ガス），心電図，胸部 X 線，エコー
- **sometimes** 血液培養，CT
- **rarely** 腰椎穿刺，尿検査（＋尿培養），妊娠反応，直腸診

とりあえず
- **モニター**装着
- **酸素**投与
- ルート確保（18/20 G を 2 本）し，**乳酸加リンゲル液**を全開で！
  （※ Obstructive/Cardiogenic shock は量注意！）
- 輸液に反応なければ **NAD（0.05～0.4γ）** 開始！
  （※ MAP＞65 mmHg 目標）
- 尿道カテーテル挿入（厳密な尿量管理が必要なとき）

鑑別（SHOCAN）

Septic：敗血症

Hypovolemic：〈出血〉消化管出血，食道静脈瘤破裂，肝細胞癌破裂，AAA 破裂，異所性妊娠，卵巣出血，外傷（胸腔内・腹腔内出血，骨折など）

〈脱水〉熱傷，嘔吐，下痢，膵炎，DKA，腸閉塞，腹膜炎，胸水，腹水，熱中症

Obstructive：緊張性気胸，肺塞栓症，心タンポナーデ，収縮性心膜炎

Cardiogenic：ACS，不整脈，弁膜症，VSD，心筋炎，心筋症

Anaphylactic：食物，薬，造影剤，ハチ，ラテックス，防腐剤

Neurogenic：脊髄損傷，VVR

その他：副腎不全，甲状腺クリーゼ，高 K 血症，大動脈解離，低体温，

ビタミンB_1欠乏,心房粘液腫,中毒（β遮断薬,Ca拮抗薬,亜硝酸薬,抗不整脈薬,三環系抗うつ薬,有機リンなど）

身体所見で見分ける

Septic：頻呼吸,末梢が温かい,四肢の紫斑,大脈圧
Hypovolemic：末梢冷感,頻脈,小脈圧
Obstructive：頸静脈怒張,呼吸の左右差,気管偏位,頻呼吸,小脈圧
Cardiogenic：頸静脈怒張,末梢冷感,ラ音,心音,浮腫,小脈圧
Anaphylactic：末梢が温かい,皮疹,ラ音,グル音,大脈圧
Neurogenic：末梢が温かい,徐脈

初期対応

Septic：抗菌薬,ドレナージ,血糖コントロール,早期栄養
Hypovolemic：必要なら輸血,原因治療（止血など）
Obstructive：原因治療（胸腔穿刺,心嚢穿刺,ヘパリン化など）
Cardiogenic：原因治療（PCI,除細動など）,心不全参照（→ P.280）
Anaphylactic：アナフィラキシー参照（→ P.200）
Neurogenic：安静＋頸椎カラー（＋アトロピン）
※酸素,輸液,昇圧薬の3つもお忘れなく！

エコー所見

心原性ショック：びまん性壁運動低下
心筋梗塞：局所の壁運動低下
たこつぼ型心筋症：心尖部のみ運動低下
心タンポナーデ：心嚢液,右室の虚脱（特異度高）,右房の虚脱（感度高）
肺塞栓症：右室拡大,右室機能低下
大動脈解離：剥離した内膜,壁在血栓,心嚢液貯留,AR
脱水：IVC径＜20 mm ＋呼吸性変動＞50％,kissing
溢水：IVC径＞20 mm ＋呼吸性変動なし
※ IVC径は肝静脈分岐部より1 cm尾側で測定するとよい.

※外傷なら FAST を欠かさずに！

shock なのに徐脈
神経原性ショック，高K血症，下壁心筋梗塞，低体温，甲状腺機能低下症，副腎不全，徐脈性不整脈，VVR，β遮断薬

shock になりやすい敗血症
尿路感染症，胆管炎（特に閉塞性），IE（特に黄色ブドウ球菌），髄膜炎，OPSI，TSS，CAPD，ツツガムシ病，壊死性筋膜炎

γ 計算
濃度 × γ ＝ 体重 × 0.06 mL/hr
※ 20 倍希釈なら 0.05γ ＝ 0.06 × 体重 mL/hr
※ 1γ ＝ 1 μg/kg/min

ノルアドレナリン（NAD）の組成
NAD 3 mg ＋ 生食 47 mL
※ γ ＝ 体重 mL/hr となる（→ 50 kg で 0.05γ なら 2.5 mL/hr となる）．
※ NAD のみで昇圧不十分ならバソプレシン（AVP）追加を考慮しよう．

Amasawa's advice

❶ 脱水をみるには尿量や IVC 径が有用と言われているが，実際には患者背景や現状を含めて，総合的に判断を下そう！
❷ 原因が明らかになるまでは septic shock を 1st として行動する！
❸ septic shock では乳酸値（Lac）の改善，MAP＞65 mmHg，尿量＞0.5 mL/kg/hr の 3 つを主な指標としよう！

カルテ チェックリスト

ショック

病歴
- [ ] OPQRSTA を詳細に（特に突然発症）
- [ ] 普段と変わりがなかったのはいつまでか
- [ ] 思い当たる原因があるか
- [ ] 外傷エピソード
- [ ] 血管リスク（HT，HL，DM，CKD，タバコ，家族歴）
- [ ] 脾摘の既往
- [ ] 普段の食事（量，内容など）
- [ ] 薬剤の不適切使用はないか

ROS
- [ ] 発熱
- [ ] 悪寒・戦慄
- [ ] 意識障害
- [ ] 嘔吐
- [ ] 呼吸困難
- [ ] 胸痛
- [ ] 腹痛
- [ ] 冷汗
- [ ] 吐血・下血
- [ ] 乏尿

身体所見
- [ ] バイタル異常（特に頻脈，頻呼吸）
- [ ] general appearance
- [ ] 頸静脈怒張
- [ ] ラ音
- [ ] 心音
- [ ] 末梢の温かさ・冷たさ
- [ ] 皮疹（膨疹，血管浮腫，紫斑，livedo など）
- [ ] 脱水所見（口腔内，腋窩，ツルゴールなど）

ステロイドチャレンジ

　septic shock に対し，輸液負荷や昇圧薬を使ってもなかなか血圧が上がってこないことがあります．もちろん，感染の勢いが強い，基礎疾患，他の薬剤の影響などさまざまな理由はあると思いますが，重症敗血症から副腎出血（Waterhouse-Friderichsen 症候群）や相対的副腎不全に至った可能性もあるため，一度はステロイドに反応するかを試みるのもよいでしょう．

　具体的にはヒドロコルチゾン 50 mg を 6 時間おき，もしくは 100 mg ボーラス後に 10 mg/hr で持続静注（200～300 mg/ 日）の 2 通りが現在推奨されています．著者としては後者のほうが血糖コントロールもしやすく使いやすい印象ですが，自分の施設で慣れているやり方でよいでしょう．

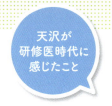
天沢が研修医時代に感じたこと

ショックを経験しました

　著者の恥ずかしいエピソードを公開します．働き初めて1週間経つか経たないかくらいのときに，2型糖尿病の患者さんを受け持たせてもらいました．合併症も多い高齢女性だったので，病態を把握するのが難しいな～と思っていましたが，幸いにも入院後の血糖コントロールは良好で，2，3日何事もなく経過しました．

　そして，その日はやってきました．21時頃，上級医はすでに帰宅していたため，1人で回診をしていると，その患者さんの意識レベルが低下しているように感じました．声をかけてもあまり反応がよくなく，これはまずいんじゃないか？　と思って，すぐにバイタルを測定．体温は36.4℃，脈拍数は72/min，SpO_2も96％（r.a.）でしたが，血圧が 52/38 mmHg と表示！　うそっ（汗）と思って再度測定し直しましたが，やはり値にほとんど変化なし．夜勤の看護師さんに院内HOTをお願いしました．

　「SHOCANで鑑別を！」……とはいきませんでした．そもそもライン確保すら自信がなかったですし……．結局，点滴セットを作っている間に救命科の先生が駆けつけてくれる形に．「ショック＋意識障害です！」としかプレゼンできず（これは最低のプレゼンだったなぁ．笑）．すかさず看護師さんが，「2型糖尿病が基礎疾患にあって，人工関節置換術前の血糖コントロール目的に入院してきた方です．コントロールは良好で，日中はいつもと変わりありませんでした．夜間はい

つもこんな様子です」とフォローしてくれました．

　「先生，ホンマにショックなん？」と経過表をみながら問われ，看護師さんが再度血圧を測定してくれたところ，118/72 mmHg と表示．「え，なんで!?」と思いましたが，頭は真っ白．看護師さんたちが呆れた顔で去っていき，救命科の先生は「ま，意識レベル低下はあるようやから，せっかくだし鑑別しとこか〜〜」と「意識障害の鑑別方法」について優しくご指導くださいました．結局，意識レベル低下の原因は夜間せん妄……．翌朝にはいつもどおりの笑顔を患者さんはみせてくれました．もう，読者の皆さんはお気づきだと思いますが，血圧測定を正しくできていなかったのです（涙）．

　働き初めの誰にも言えない恥ずかしい失敗です．ホントは墓までもっていくつもりでしたが，今ではいい思い出（？）なので公開してみました．ん？……みんな同じような失敗あるよね！（さすがにないか．笑）

9 発熱

主な検査

- **should** 採血（＋血液培養），尿検査（＋尿培養），胸部Ｘ線（＋喀痰培養）
- **sometimes** グラム染色，flu 検査，血ガス，CT
- **rarely** エコー，Ｘ線，心電図，尿中抗原，便培養，CD 抗原・トキシン，直腸診，腰椎穿刺，関節穿刺，ギムザ染色，Ziehl-Neelsen 染色

高齢者に多い感染症ベスト 3

①尿路感染症
②呼吸器感染症
③胆道感染症

入院中に起こる感染症ベスト 5

① CRBSI
② CAUTI
③ SSI
④ *C. difficile*
⑤ VAP

30 分以内に抗菌薬投与をしたい感染症ベスト 3

①敗血症性ショック
② FN
③細菌性髄膜炎

重症敗血症を示唆する所見

全身：血圧低下，乳酸値（Lac）上昇，意識障害，頻呼吸
肺：ALI/ARDS
腎：Cr＞2.0 mg/dL，輸液負荷でも尿量＜0.5 mL/kg/hr が 2 h 以上持続
肝：T-Bil＞2.0 mg/dL
血液：Plt＜10万/μL，Fib＜150 mg/dL，PT-INR＞1.5

症状・身体所見でみつける感染源

髄膜炎：頭痛，意識障害 // 項部硬直，jolt accentuation test，neck flection test
副鼻腔炎：頭痛，膿性鼻汁，後鼻漏 // 副鼻腔領域の圧痛
中耳炎：耳痛 // 耳鏡で鼓膜の発赤・腫脹・動きが悪い
咽頭炎：咽頭痛 // 咽頭の発赤，頸部リンパ節腫脹・圧痛
肺炎：咳，喀痰，呼吸困難 // ラ音
IE：// 心雑音，Osler結節，Janeway皮疹，結膜・爪下線状出血斑
腸管感染：下痢，嘔吐，腹痛 // 圧痛，腸雑音
胆嚢炎：右季肋部痛 // Murphy徴候
虫垂炎：右下腹部痛 // McBurney点圧痛，tapping pain，heel drop sign
腎盂腎炎：腰痛，嘔吐 // CVA叩打痛
脊椎炎：腰痛 // 脊椎叩打痛
前立腺炎：排尿時痛，排尿困難 // 前立腺腫大・圧痛
PID：帯下異常，排尿時痛 // 子宮頸部の圧痛
肛門周囲膿瘍：排尿時痛 // 肛門視診，直腸診で圧痛・腫脹
蜂窩織炎：局所の疼痛 // 圧痛を伴う浮腫，境界不明瞭な熱感を伴う皮疹

※「///」の左側が症状，右側が身体所見を示す．

見逃しやすい熱源
IE，前立腺炎，副鼻腔炎，褥瘡，偽膜性腸炎，結核，ライン感染，化膿性脊椎炎，骨髄炎，壊死性筋膜炎，肝周囲炎，膿瘍（肝・脾・膵・腎・腸腰筋・横隔膜下・後腹膜・歯根など），TSS，レプトスピラ症，梅毒

その他原因
DVT/PE，偽痛風，亜急性甲状腺炎，副腎不全，菊池病，炎症性腸疾患，アルコール性肝炎，ウイルス（HBV，HIVなど），真菌，寄生虫，感染性動脈瘤，猫ひっかき病，キャッスルマン病，Sweet病，サルコイドーシス，再発性多発軟骨炎，心房粘液腫，家族性地中海熱，HPS，TTP，コレステロール塞栓症，中枢性発熱，膠原病，血管炎，腫瘍熱，薬剤熱，吸収熱（血腫），術後熱，輸血

腫瘍熱をきたしやすい悪性腫瘍
悪性リンパ腫，腎細胞癌，肝細胞癌，白血病，IVL，膵癌，大腸癌

絨毯爆撃セット（どうしても不明なとき）
①膠原病系：ANA，RF，ANCA，各特異的自己抗体
②腫瘍マーカー：sIL-2Rなど
③炎症系：フェリチン，赤沈，プロカルシトニン
④培養：血液，尿，喀痰，便，髄液，関節液，創部
⑤その他：EBV，CMV，HIV，HBV，HCV，梅毒，レジオネラ，クラミジア，β-Dグルカン，アスペルギルス抗原，クリプトコッカス抗原，ACE，IgG_4，便潜血，ホルモン
※内視鏡，生検，Gaシンチ，PET，眼底検査，遺伝子検査なども考慮．

薬剤熱

- 比較的元気，比較的徐脈，肝機能障害，好酸球↑，異型リンパ球↑
- 高熱や悪寒は認めてもよい
- あらゆる薬剤で起こりうるが抗菌薬と抗けいれん薬の頻度が多い
- 数か月経過してから発症することもある（多くは1週間程度）
- 原因薬剤を中止すると3〜4日以内に解熱することが多い

海外渡航者

①**渡航先**：FORTHで流行を調べる（http://www.forth.go.jp/）
②**潜伏期**：（10日以内）デング熱，旅行者下痢症
　　　　　　（30日以上）マラリア，肝炎
③**性行為**：人数，コンドームの有無，既往，MSW
※目的，同行者，食事（＋水分），宿泊先，虫刺され，予防なども合わせて．

Amasawa's advice

❶ バイタル異常，免疫能低下，人工物留置の3つはred flag！
❷ 悪寒・戦慄があると菌血症のリスクが10倍以上になるため，必ず血液培養を採ろう！
❸ 発熱は決して非特異的所見ではなく，患者背景に病歴・身体所見を加えることで，その多くがアセスメント可能となる．

> カルテ
> チェックリスト

発熱

病歴
- [ ] いつから調子が悪いか
- [ ] 免疫抑制（ステロイド，免疫抑制薬，悪性腫瘍，AIDSなど）
- [ ] 人工物（ペースメーカー，CVポート，人工弁，尿カテなど）
- [ ] 解熱薬や抗菌薬を使用したか
- [ ] 食事歴
- [ ] sick contact
- [ ] sexual activity
- [ ] 海外渡航歴
- [ ] ワクチン接種歴
- [ ] ペット（鳥，猫，犬，鼠，うさぎなど）
- [ ] 最近始めた薬剤

ROS
☐ 悪寒・戦慄	☐ 咳	☐ 鼻汁	☐ 喀痰	☐ 呼吸困難
☐ 頭痛	☐ 咽頭痛	☐ 胸痛	☐ 腹痛	☐ 腰痛
☐ 関節痛	☐ 意識障害	☐ 嘔吐	☐ 下痢	☐ 吐血・下血
☐ 排尿時痛	☐ 乏尿	☐ 体重減少	☐ 寝汗	☐ 脱力

身体所見
- [ ] バイタル異常
- [ ] 詳細な身体所見
- [ ] 髄膜刺激徴候

- ☐ 副鼻腔領域の叩打痛
- ☐ Osler結節，Janeway皮疹，結膜・爪下線状出血斑
- ☐ 皮疹（紅斑，粘膜疹，livedo，褥瘡など）
- ☐ 直腸診（前立腺腫大・圧痛，肛門周囲の腫脹・圧痛）

リンパ節の診察

[5つのポイント]
①**部位**：顎下，耳介，頸部，鎖骨上窩，腋窩，肘，鼠径，膝窩
②**大きさ・形**：1cm以下は生理的なことが多い．不整は悪性が多い
③**軟らかさ**：（良性）軟らかい，（悪性）硬い
④**可動性**：（良性）あり，（悪性）なし
⑤**圧痛**：（良性）あり，（悪性）なし
※2週間以上大きさの変化なし，円形，石灰化や壊死を伴う，末梢中心に血流信号あり，なども悪性を示唆する所見となる．

[記載の仕方]
　右前頸部に2cmの表明平滑，弾性軟，可動性良好かつ圧痛を伴うリンパ節を2個触知する．

[鑑別]
頸部：A群溶連菌，ウイルス（EBVなど），菊池病
腋窩：乳癌転移
鼠径：蜂窩織炎，性感染症
※細菌，ウイルス，結核，悪性腫瘍，膠原病，薬剤性，サルコイドーシス，猫ひっかき病，キャッスルマン病はどこでもあり．

[生検の適応（Zスコア）]
a：41歳以上（5点）
b：圧痛なし（5点）
c：サイズが1〜4 cm^2（4点），4〜9 cm^2（8点），9 cm^2以上（12点）
d：全身瘙痒感（4点）
e：鎖骨上リンパ節腫脹（3点）

f：硬い（2点）

※ 7点以上なら生検考慮（感度97％），12点以上ならするのがbetter．

天沢が研修医時代に感じたこと

発熱とCRP様の話

　最近の風潮として,「CRPなんて意味がない」という人が若手を中心に増えてきています．たしかに疾患特異性が乏しく,感度・特異度も共に高くないため,鋭敏な指標とは言えなさそうです．それから,感染症のフォローアップにもあまり使えません．CRPが正常化しないからというだけで抗菌薬が漫然と使われているケースを度々見かけますが,本当に必要なの？　と思うことも多いです．そんなCRPですが,一部（？）に絶大な支持を得ていることも,また事実です．

「CRPが大丈夫だから外来でいいよ」
「CRP高すぎ！　これは入院！！」

　データだけを見て判断する上級医．それに対して「CRPで判断するとかダメ上級医だな」と内心反発する勉強熱心な研修医．どこの病院でもよくある光景です．

　さてじゃあ,天沢はCRPについてどう捉えているのかというと,たしかに疾患特異性という点では頼りになりませんが,重症度はそこそこ反映するという印象です．何を隠そう,私自身も働き始める前は「CRP意味ない派」でした（笑）．しかし,働き始めて色々な患者さんを診てくると,「相関することが多いなぁ」と思うし,CRPに助けられることもしばしば経験します．「2 mg/dLだから軽症,20 mg/dLだから重症」という単純な話ではありませんが,一概に無視する

と痛い目をみることがあります．

　もちろん，肝不全がベースにある，ステロイド使用中，CRPが出せないくらい超重症などのケースではCRPの数値はあてにならないですし，大切なのは**患者さんの全身状態**をしっかり評価するということに異論はありません．CRPだけで白黒ハッキリつけようとするのは愚かなことです．そもそも臨床は**1つの事柄だけで判断することは稀**．あくまで所見の1つに過ぎないということを忘れないでください．しかし，一概にCRPなんて無視！ と極論で語るのはよくないと思う，というわけです．

　CRP意味ない派の皆さんすみません．本日限りで私は正式に脱退させていただきます！ CRP信者の皆さんすみません．さすがに，そちら側まで振り切ることはできません（^^;）．といった中途半端な立ち位置なのが正直なところですね（笑）．

10 高体温

主な検査
should 採血（CK，ミオグロビンを忘れずに！）
sometimes 尿検査

鑑別
熱中症，悪性症候群，セロトニン症候群，甲状腺機能亢進症，運動後

熱中症の分類
Ⅰ度：めまい，ふらつき，発汗，筋肉痛，こむら返り，失神，浮腫
Ⅱ度：高度脱水（口渇，立ちくらみ，頻脈），頭痛，嘔吐，発汗
Ⅲ度：中枢神経症状，肝・腎機能障害，DIC，発汗なし

初期対応
①クーリング（40℃のぬるま湯を霧吹きで吹きかけて扇風機で扇ぐ）
②大量輸液（※ただし，小児・高齢者では慎重に）
③合併症の治療

横紋筋融解症について
- 高体温以外に，感染，電解質異常（K↓・P↓），薬剤（抗菌薬，フィブラート系，スタチン），外傷，虚血（長期圧迫），中毒，激しい運動が誘因となる
- 高K血症，低Ca血症，肝障害，腎障害，DICを起こす
- 尿潜血は陽性だが，尿沈渣RBCは陰性（※肉眼ではコーラ尿）
- まず生食を3〜4本全開で落とし，尿量2 mL/kg/hrの確認を目指す．達成できなければメイロン® 40 mEq（血液pH 7.4前後を維持，尿pH >6.5目標）を追加する

- フロセミドは禁忌であり，Caの安易な補正もしない．利尿薬は使うとしてもD-マンニトール200 mLを選択する
- CK＜1,000もしくはミオグロビン＜5,000が治療目安となる
- CK＞1,000なら原因となる薬剤は中止が望ましい

悪性症候群 vs セロトニン症候群

	悪性症候群	セロトニン症候群
原因薬剤	①うつ系 　（TCA，炭酸リチウム） ② Parkinson 病系 　（L-dopa，MAO 阻害薬） ③ドパミン遮断薬 　（抗精神病薬，制吐薬）	①うつ系 　（SSRI，TCA，炭酸リチウム） ② Parkinson 病系 　（L-dopa，MAO 阻害薬） ③危険ドラッグ系 　（LSD，コカイン，MDMA）
発症時期	1～2週間	1日以内
症状	①意識障害 ②自律神経障害 　（瞳孔散大，高体温，高血圧， 　頻脈，頻呼吸，多汗） ③神経・筋異常 　（振戦，ミオクローヌス， 　腱反射亢進，筋固縮）	①意識障害 ②自律神経障害 　（瞳孔散大，高体温，高血圧， 　頻脈，頻呼吸，多汗） ③神経・筋異常 　（振戦，ミオクローヌス， 　腱反射亢進，筋固縮）
治療	①原因薬剤の中止 ②ダントロレン25～75 mgを1日3回（or 1 mg/kg iv） ③対症療法（冷却など）	①原因薬剤の中止 ②ペリアクチン® 4 mg/回 　16～32 mg/日を2日間 ③対症療法（冷却など）
鑑別	高体温や筋固縮がメイン CK・WBCが高い	ミオクローヌスがメイン

Amasawa's advice

❶ 解熱薬は効きません！
❷ 予防には，スポーツをする前にペットボトル半分（250 mL）を飲んでから，1時間ごとにペットボトル1本ずつ（500 mL）を補給するようアドバイスする．
❸ 熱中症は繰り返しやすいため，熱中症になったら2週間は運動を控えてもらう．

**カルテ
チェックリスト**

高体温

病歴
- [ ] 誘因（深酒，睡眠不足，栄養不足，抗ヒスタミン薬など）
- [ ] 普段から炎天下にいる習慣があるか
- [ ] 最近始めた薬剤（特に神経系，危険ドラッグなど）

ROS
- [ ] 意識障害
- [ ] 頭痛
- [ ] 嘔吐
- [ ] 悪寒・戦慄
- [ ] めまい
- [ ] 精神症状
- [ ] 失神
- [ ] けいれん
- [ ] 振戦
- [ ] 血尿

身体所見
- [ ] バイタルの亢進（BT↑，BP↑，PR↑，RR↑）
- [ ] 脱水所見（口腔内，腋窩，ツルゴールなど）
- [ ] 瞳孔所見
- [ ] 筋緊張亢進
- [ ] 皮膚浸潤 or 乾燥

11 意識障害

主な検査
- **should** デキスター，採血（＋凝固，NH_3），血ガス，頭部CT
- **sometimes** 尿検査（＋トライエージ），腰椎穿刺，血液培養
- **rarely** 頭部MRI，心電図，心エコー，胸部X線，尿中抗原，脳波

まず鑑別すべきもの＆初期対応（Do DONT）
Dextrose：50% TZ 2A（40 mL）iv
Oxygen：酸素投与
Naloxon：ナロキソン2A（0.4 mg）iv
Thiamin：ブドウ糖の前にビタメジン® 2V（200 mg）iv

気管挿管の適応
①気道確保（意識障害による誤嚥・舌根沈下，喀痰排泄困難など）
②呼吸筋疲労
③NPPVで管理できない

眼での鑑別
pin-point pupil：橋出血，有機リン中毒，オピオイド中毒
両側散瞳：低血糖，アルコール離脱，低酸素脳症，高体温，
中毒（抗コリン薬，抗ヒスタミン薬など）
瞳孔不同（アニソコ）：中枢神経病変
病側への共同偏視：被殻出血
健側への共同偏視：小脳出血，視床出血，てんかん発作

口臭での鑑別
アルコール臭：アルコール

ニンニク臭：有機リン，ヒ素
フルーツ臭：DKA
腐乱臭：硫黄

鑑別（AIUEO TIPS）

Alcohol/**A**ortic：アルコール中毒，アルコール離脱，AKA，Wernicke脳症，大動脈解離

Insulin　：低血糖，高血糖（HHS/DKA）

Uremia　：尿毒症

Encephalopathy/**E**lectrolytes/**E**ndocrine：肝性脳症，高血圧性脳症，電解質異常（K以外），内分泌疾患（甲状腺・副甲状腺・副腎）

Oxygen/**O**verdose：低酸素血症，CO中毒，シアン中毒，薬物中毒（オピオイド，抗うつ薬，睡眠薬，抗菌薬など）

Trauma/**T**emperature/**T**umor：頭部外傷（ASDH/CSDH/DAI），低体温，高体温，脳腫瘍，傍腫瘍症候群

Infection：敗血症，髄膜炎，脳膿瘍，レジオネラ肺炎，IE

Psychiatric/**P**orphyria：転換性障害，急性精神病（統合失調症や双極性障害の急性期），ステロイド精神病，ポルフィリア

Shock/**S**troke/**S**eizure/**S**enile：ショック，脳血管障害，けいれん，せん妄

アルコール量

純アルコール量（g）＝摂酒量（mL）×アルコール度数× 0.8

※40 gで日本酒2合に相当する．

※日本酒2合(360 mL)＝ビール中瓶2本(1 L)＝ワイン1/2本(360 mL)＝焼酎1合（180 mL）＝缶チューハイ3缶（1 L）が目安となる．

アルコール血中濃度と症状（目安）

推定アルコール血中濃度 ＝ 4.6 × Posm（実測－計算）

（10～50）陽気，顔面紅潮
（51～100）多弁，頻脈，血圧上昇，動揺
（101～200）ふらつき，判断力低下，感情失禁
（201～300）意識障害，歩行困難，言語不明瞭，悪心・嘔吐
（301～400）失禁，反射消失
（401～）昏睡，呼吸抑制，血圧低下
※ Posm ＝ 2Na ＋ Glu/18 ＋ BUN/2.8
※離脱症状は48時間以内に出現しやすい．

高 NH_3 血症の原因

肝性脳症，けいれん，消化管出血，高カロリー輸液，閉塞性尿路感染症，薬剤（特に抗けいれん薬，抗癌剤），外傷，手術，溶血

急性副腎不全の原因3つ

①ステロイドの自己中断
②重症感染症
③下垂体卒中
※原因不明の低血圧，低血糖，低Na血症があれば必ず疑う！

septic encephalopathy との鑑別3つ

①離脱：アルコール離脱，ベンゾジアゼピン離脱
②高体温：熱中症，悪性症候群，セロトニン症候群，甲状腺クリーゼ
③中毒：抗コリン薬，抗ヒスタミン薬，アンフェタミン

トライエージで検出できるもの

PCP）フェンサイクリジン　　BZO）ベンゾジアゼピン
COC）コカイン　　　　　　AMP）アンフェタミン

THC）大麻　　　　　　OPI）オピオイド
BAR）バルビツール酸　　TCA）三環系抗うつ薬
※偽陽性・偽陰性が多いため，これのみで判断しないこと！

主な中毒への対応

CO：高濃度酸素（FiO_2 1.0）
有機リン：硫酸アトロピン 2〜4 mg iv を 10 分毎＋PAM 1〜2 g iv.
ベンゾジアゼピン系：アネキセート® 0.2 mg iv.
　　　　　　　　　　　禁忌（TCA 併用，てんかんの既往など）に注意！
TCA：メイロン® 1〜2 mEq/kg.（→血中 pH＞7.50 目標＋心電図正常化）
アスピリン：メイロン® 1〜2 mEq/kg. 尿中 pH＞7.5 を維持する.
アセトアミノフェン：アセチルシステイン 70 mg/kg 4 時間毎 3 日間. 初
　　　　　　　　　　　回倍量.
※TCA 中毒の心電図変化は，洞性頻脈，QRS 拡大，QT 延長，aVR 誘導
の R 波増高（＞3 mm）など.

Amasawa's advice

❶ どんな場合も低血糖を必ず最初に除外すべし！
❷ バイタルは鑑別において非常に重要な指標となる！
　（※頭蓋内病変だけでは基本的に血圧は下がらないなど）
❸ 本人から病歴が取れずとも，周囲から情報を得られれば得られ
　るほど診断に迫ることができる！
　（※例：精神疾患の既往があれば薬物中毒や水中毒が鑑別の上位
　になる）

> **カルテ
> チェックリスト**

意識障害

病歴
- ☐ 目撃者からの情報
- ☐ 発見状況（閉鎖空間，薬の空箱が散乱，集団発生など）
- ☐ 既往歴や内服薬について家族・かかりつけ医からの情報
- ☐ 精神科受診歴
- ☐ 症状の変動あるか
- ☐ 飲酒歴（量や頻度など）

ROS
- ☐ 頭痛　☐ 胸痛　☐ 腹痛　☐ 背部痛　☐ 呼吸困難
- ☐ 冷汗　☐ 嘔吐　☐ 悪寒・戦慄　☐ 麻痺　☐ 精神症状

身体所見
- ☐ バイタル異常
- ☐ 瞳孔所見（散瞳・縮瞳，瞳孔不同，偏視など）
- ☐ 特有の口臭
- ☐ 髄膜刺激徴候
- ☐ 羽ばたき振戦
- ☐ 皮疹
- ☐ 外傷痕（特に頭部）
- ☐ 神経学的所見
- ☐ drop arm test

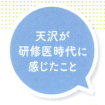
天沢が研修医時代に感じたこと

意識障害にいつも同じアプローチを

　「意識障害をみたら DO DONT をして AIUEO TIPS で鑑別！」というのは基本中の基本のアプローチになります．しかし，慣れてくると，患者背景，目撃者や救急隊から得られる情報，お薬手帳，身体所見などからほぼ当たりをつけることが可能になるのも，また事実です．

　pitfall への道はここから始まります．まだ未熟なはずの経験に頼ってしまうと，大きなミスをする日が必ずやって来ます．「典型的な脳梗塞！」と思って MRI/MRA を撮像しても何もなし……実は低血糖でした〜〜．など，今どきそんなミスするの？ ということが起きてしまうのです（いや，ホントに）．

　重要なのは，やはり基本を疎かにしないことです．もちろん，経験則やそれによる snap diagnosis もときに必要なのですが，その比重を大きくしすぎないことが pitfall にハマらない唯一の手段です．同じアプローチを続けることは退屈に感じてしまうかもしれませんが，当たり前のことを当たり前にできることがよい診療を実践するための近道です．一本の芯があるからこそ，患者さん1人1人のニーズに合った医療を提供できるのだと私は思います．皆さんの芯療が本書で大きく育つことを願いつつ，私自身も日々精進していかなければと感じるこの頃です．

12 失神

主な検査
- **should** 心電図，採血（＋凝固），妊娠反応
- **sometimes** 心エコー，X線
- **rarely** 胃管，腹部エコー，頭部CT，胸部CT，直腸診，Tilt試験

失神を示す3 Tips
① 5分以下の意識消失（※朦朧状態なし）
② 脱力を伴う
③ 舌咬傷・失禁なし

鑑別
① **心血管性**：不整脈，ACS，大動脈解離，肺塞栓症，弁膜症（特にAS），心筋症，冠攣縮性狭心症，心臓粘液腫
② **起立性**　：出血，脱水，妊娠，貧血，透析後，敗血症
③ **神経原性**：状況失神（排尿・排便，咳，嚥下など），VVR，頸動脈洞過敏症（髭剃り，首絞め），自律神経障害，POTS（脈拍のみ↑）
④ **薬剤性**　：降圧薬，利尿薬，抗不整脈薬，抗うつ薬，睡眠薬，抗菌薬
⑤ **その他**　：SAH，低血糖，高体温，アルコール，CO中毒，過換気，椎骨動脈領域のTIA，もやもや病，鎖骨下動脈盗血症候群，高安動脈炎，妊娠高血圧症候群

red flag（心血管性が疑われる）

・高齢者（65歳以上）
・仰臥位・労作時発症
・前駆症状なし
・胸痛，呼吸困難，動悸などの随伴症状
・心疾患の既往
・突然死の家族歴
・血管リスクが高い

不整脈の鑑別

PSVT，Af，SSS，AVB，WPW症候群，QT延長症候群，Brugada症候群（特にcoved型），ARVC（V1-4のT波陰転化＋ε波）

1年以内の死亡率予測（OESIL risk score）

① 65歳以上
② 心疾患の既往
③ 前駆症状なし
④ 心電図異常あり

（0〜1点）1％，（2点）20％，（3点）35％，（4点）57％
※2点以上であれば要フォロー．

入院適応（CHESS）

C HF
H t＜30％
E CG異常
S hortness of breath
S BP＜90 mmHg
※1つもなければ入院適応なし（感度74％，特異度62％）．

Amasawa's advice

❶ 約半数は診断がつかないが，診断をつけるための鍵は病歴にある！
❷ red flag があれば，検査で引っかからずとも必ずフォローする．帰宅させた 50 人のうち 1 人，重篤な疾患を見逃している．
❸ ホルター心電図は月数回の頻度，ILR は年数回の頻度の不整脈をつかまえるために施行する．脳波はけいれんがなければ基本的に不要．頭部 CT も神経学的所見や頭部外傷がなければ基本的に不要．

カルテ チェックリスト

失神

病歴
- [ ] 目撃者からの情報
- [ ] 持続時間
- [ ] 前駆症状（冷汗，めまい，胸痛，動悸，嘔気，眼前暗黒感など）
- [ ] 仰臥位・労作時発症
- [ ] 失神前後の状況
- [ ] 妊娠の可能性
- [ ] 最近始めた薬剤
- [ ] 飲酒歴（量や頻度など）
- [ ] 突然死の家族歴
- [ ] 血管リスク（HT，HL，DM，CKD，タバコ，家族歴）

ROS
- [ ] 頭痛
- [ ] めまい
- [ ] 胸痛
- [ ] 背部痛
- [ ] 腹痛
- [ ] 呼吸困難
- [ ] 冷汗
- [ ] 嘔吐
- [ ] 吐血・下血
- [ ] 麻痺

身体所見
- [ ] general appearance
- [ ] 口腔内所見（舌咬傷，乾燥など）
- [ ] 頸静脈怒張
- [ ] 心雑音（特に AS）
- [ ] 外傷痕（特に頭部，四肢）
- [ ] 神経学的所見

天沢が研修医時代に感じたこと

失神のdispositionは難しい

「なんで入院なんですか？」
「…精査が必要と判断したからです」
「外来じゃダメなんですか？」

看護師長さんとバトルになることは度々ありました．
「失神」は，診察時には症状が完全に消失していることも珍しくない訴えの1つです．そのため，**目の前にいる人はほぼ健常な状態に見える**ので，なぜ入院？ と思われてしまうのです．

ただ，リスクが高い人を帰すわけにはいきません．精査をしても徒労に終わることはしばしば経験しますが，それはそれでいいわけです．自分が「失神」を起こしたと仮定してください．気づいたら周囲の人が心配している．自分は倒れた意識がなく，周りの人の話だと2，3分突然意識を失っていたと．当然不安になって病院に行きますよね．そこで，「たぶん，脱水だと思いますよ～～」なんて適当な説明をされたらどう思うでしょうか．

「脱水になったらまた起こるのかな……」
「今回は大丈夫だったけど，電車のホームで起きたらどうしよう……」
とますます不安な気持ちにならないでしょうか．

こういう医師に説明を求めても「なりやすい人は時々いるんですよ．可能性は否定できませんから注意してください」などと無責任なことを言われるのが関の山でしょう．

　"原因がわからないことも多い"というのは我々医療者の観点であって，一個人にしてみればすごく重大な問題ではないでしょうか．**自分や自分の家族だったらどう思うかを考えて診療に臨んでください**．精査をしてもわからなければ，「危ないものが原因で起きた可能性は低いでしょう」と言いましょう．もし言えないのならば，もっと詰めるべきです．

　脳梗塞とTIAは心筋梗塞と不安定狭心症の関係に例えられ，最近ではTIAを積極的に入院させる病院も増えてきています．「失神」ももっとこのような流れになって欲しいなぁと思います．まぁ，ベッド数の問題も深刻なので現実的に難しいことはわかってはいるんですが……（--;）．ちなみに，TIAで失神を起こすことはかなり稀です．滅多に鑑別には上げません．

13 けいれん

主な検査
- **should** 採血（＋凝固，NH_3），血ガス，頭部CT，胸部X線
- **sometimes** 心電図，血液培養，腰椎穿刺，頭部MRI
- **rarely** 脳波，頸椎X線，胸部CT，トリアージ

初期対応
① まず人を呼ぶ＆救急カート
② 気道確保（sniffing position）（※嘔吐あれば横向きに）
③ サクション（吸引）＆バッグバルブマスク（換気）
④ 心電図モニター装着
⑤ **ABCが安定すればホリゾン® 1/2 A（5 mg）iv（※希釈しない）**
※ライン確保困難であればジアゼパム注腸20 mg（0.5 mg/kg）を．

遷延するとき
けいれんが遷延していれば1分後，5分後，10分後にそれぞれホリゾン® 1/2 A（5 mg）ivを．全部で2 A（20 mg）まで．
→ダメならば挿管してICU管理
※5分以上続くときや2回以上発作があるときは「重積」と考える！

けいれんを止めた後
・モニターをつけたまま，意識の回復を待つ（※通常，数十分程度）
・重積発作なら**ホスフェニトイン** 22.5 mg/kg＋生食100 mLで再発予防を行う
・しかし，他にも選択肢はあるため必ず専門医に相談を！
（フェニトイン10〜20 mg/kgやフェノバルビタール15〜20 mg/kgなど）

- 上記でも抑制されないときは鎮静薬（プロポフォール，ミダゾラム，チオペンタール）を使用し，burst-suppression を最低 24 時間継続する

鑑別
①**中枢神経病変**：脳血管障害，髄膜炎，脳膿瘍，脳腫瘍，硬膜下血腫，てんかん，Wernicke 脳症
②**代謝・電解質異常**：低血糖 / 高血糖，低 Na 血症，低 Ca 血症
③**中毒**：アルコール，違法薬物，CO 中毒，有機リン中毒
④**薬剤**：三環系抗うつ薬，炭酸リチウム，ベンゾジアゼピン系（離脱），抗精神病薬，抗菌薬（特にニューキノロン系＋ NSAIDs）
⑤**その他**：頭部外傷，抗けいれん薬の中断，循環血液量減少に伴う脳血流低下，高体温，アルコール離脱，大動脈解離，低酸素脳症

合併症
Todd 麻痺，窒息，誤嚥性肺炎，意識障害（長くても 2 日），不整脈，たこつぼ心筋症，アシドーシス，消化管出血，横紋筋融解症，高 NH_3 血症，外傷

そもそもけいれんではない!?
・失神
・悪寒戦慄
・振戦
・筋けいれん
・ミオクローヌス
※意識障害の有無などで鑑別しよう！

心因性が疑われる
・ストレスと関連する
・近くに誰かがいると悪化する
・発作時のことを覚えている

- 発作時に指示に従える
- 舌咬傷が舌先のみ
- 眼や口をぎゅっと閉じている
- （頭部）正中を越えて動く，（四肢）バラバラに動く，（骨盤）前後に動く
- 腹壁緊張がない
- drop arm test や Hoover test が陽性
- 他覚的所見で説明できない

鑑別（エキスパート）

中枢神経血管炎，多発性硬化症，認知症，高血圧性脳症，PRES/RCVS，子癇，肝性脳症，尿毒症，NCSE，低 Mg 血症，胃腸炎関連，プリオン病，アミロイドアンギオパチー関連白質脳症，ニコチン酸欠乏症，鉛中毒，メタノール中毒，銀杏，毒キノコ，薬剤（テオフィリン，リドカイン，ドネペジル，アシクロビル，アスピリン，抗ヒスタミン薬，抗癌剤），心因性

Amasawa's advice

❶ 換気にリザーバーマスクやジャクソンリースは使わない！
❷ ジアゼパムの代わりにミダゾラム 0.1 mg/kg iv もしくは 0.3 mg/kg 筋注・鼻腔でも OK．（※ジアゼパムの筋注は使用しない）
❸ ABC が不安定（特に血圧が低い）なときにジアゼパムを用いると心肺停止に陥ることがあるため，まずは ABC の安定に努めよう！

**カルテ
チェックリスト**

けいれん

病歴
- ☐ 目撃者からの情報
- ☐ 持続時間
- ☐ けいれん前後の記憶
- ☐ 以前にも同様の症状があったか （※あれば頻度も）
- ☐ 頭部外傷歴
- ☐ 内服薬を詳細に（特に抗てんかん薬，睡眠薬）
- ☐ 家族歴（特にてんかん）
- ☐ 飲酒歴（量や頻度など）

ROS
- ☐ 発熱　☐ 頭痛　☐ めまい　☐ 麻痺　☐ しびれ
- ☐ 胸痛　☐ 背部痛　☐ 嘔吐　☐ 複視　☐ 精神異常

身体所見
- ☐ 瞳孔所見（散瞳・縮瞳，瞳孔不同，偏位）
- ☐ 舌咬傷
- ☐ 怒責による点状出血斑
- ☐ 尿失禁・便失禁
- ☐ 外傷痕（特に頭部）
- ☐ 神経学的所見

天沢が研修医時代に感じたこと

けいれんが目の前で起こったら…

　けいれんだけに限った話ではないですが，教科書で調べてから対応するのでは遅いものがいくつかあります．「胸痛」の人が来れば「急いで対応しなくては！」と思うかもしれませんが，教科書を開く余裕が全くないわけではありません．むしろ，経験が乏しい中で自分の知識だけに頼るのはよくないため，積極的にカンニングすべしといえます．しかし，とっさの判断が求められるものに関しては，それに対応する手段を頭に入れておかなければなりません．薬剤については，投与量，投与方法，投与速度，注意すべきこと（禁忌・副作用など）まで具体的に記憶しておくべきです．

　本書では具体性をもたせるために一般名ではなく，できるだけ商品名にしています．もし，ご自身が働いている病院の採用薬と異なるものがありましたら，あらかじめ書き換えて使用してください．どんなときにも「準備」を怠らなかった人がよいアウトカムを出せるのです．救急対応に苦手意識がある人でも，とっさの判断さえ乗り切ることができれば，大きな問題に発展することはほぼ回避できるはずです．

14 めまい

主な検査
- **should** Frenzel 眼鏡，Dix-Hallpike 試験
- **sometimes** 頭部 CT，採血，心電図，head impulse test
- **rarely** 頭部 MRI/MRA（＋頸部），直腸診，胸部 CT

red flag
（1）垂直性眼振 or 眼振が全くない
（2）注視抑制がない
（3）歩けない
（4）先行する頭痛や胸背部痛
（5）神経学的所見あり

※1つでもあれば精査は必須！

性状による鑑別
①**回転性**：BPPV，前庭神経炎，小脳梗塞・出血，Wallenberg 症候群，椎骨動脈解離，大動脈解離，TIA，メニエール病，突発性難聴，Ramsay-Hunt 症候群，外リンパ瘻，鎖骨下動脈盗血症候群，片頭痛，脳震盪，薬剤（アミノグリコシド系，フェニトイン，フェノバルビタール，クロルプロマジンなど）

②**浮動性**：低血糖，低K血症，脱水，高体温，貧血，自律神経障害，更年期障害，椎骨脳底動脈循環不全，脳腫瘍（聴神経腫瘍など），頸椎症，一過性高血圧，過換気，疲労，薬剤（ベンゾジアゼピン系，ループ利尿薬，降圧薬，血糖降下薬など），心因性

③**前失神**：失神の鑑別へ（→ P.87）

持続時間による鑑別

数秒〜数分：BPPV

数分〜数時間：メニエール病，片頭痛，TIA，椎骨脳底動脈循環不全

数日：前庭神経炎，蝸牛炎

持続：中枢性，薬剤，心因性

眼振による鑑別

病側への眼振：BPPV

自発眼振，健側への眼振：前庭神経炎

不定方向への眼振，注視抑制なし：中枢神経病変

末梢性めまいらしさ

・症状が強い
・回転性
・持続時間が短い
・頭位と関係する
・耳症状を伴う
・一側方水平性注視眼振
・注視抑制あり
・神経学的所見なし

対症療法

点滴：メイロン 40 mL ＋トラベルミン 1 A（/アタラックス P 25 mg）＋生食 50 mL（※症状強ければセルシン 5 mg iv も検討）

内服：メリスロン 6 mg TID，トラベルミン 1 T TID/アタラックス P 25 mg TID，(アデホス 60 mg TID)，(エリーテン 10 mg 頓用)，(セルシン 2 mg 頓用 / ロラゼパム 0.5 mg 頓用)

※前庭神経炎・突発性難聴にはデカドロン 4〜8 mg の処方も．
※薬剤名はすべて商品名．

BPPVに対する理学療法

後半規管型（約70％）：Epley法，Semont法
外側半規管型（約30％）：Vannucchi法，Lempert法

Amasawa's advice

❶ red flagのあるめまいを安易に帰さない！
❷ 末梢性めまいと中枢性めまいは実際にオーバーラップすることも多く，クリアカットにはなかなか分けられない．
❸ 極論をいえば，小脳出血・梗塞のみ絶対に見逃さないようにする！
（※発症6時間以内は画像で所見がなくても否定できない）

**カルテ
チェックリスト**

めまい

病歴
- [ ] 性状と持続時間
- [ ] 頭位との関係性
- [ ] 先行症状（頭痛，胸背部痛，感冒症状，眼前暗黒感など）
- [ ] 特定の動作で生じるか（首を曲げたとき，伸展したときなど）
- [ ] 以前にも同様の症状があったか
- [ ] 頭部外傷歴
- [ ] 血管リスク（HT，HL，DM，CKD，タバコ，家族歴）

ROS
- [ ] 頭痛
- [ ] 頸部痛
- [ ] 胸痛
- [ ] 嘔吐
- [ ] 吐血・下血
- [ ] 複視
- [ ] 難聴
- [ ] 耳鳴り
- [ ] 麻痺
- [ ] しびれ

身体所見
- [ ] 眼振・眼位
- [ ] 注視抑制
- [ ] 疲労現象
- [ ] 歩行できるか（躯幹失調）
- [ ] PICA 小脳系（指鼻試験，手回内・回外試験，踵膝試験）
- [ ] 神経学的所見（脳神経，Romberg 徴候，運動・感覚障害）
- [ ] 皮疹（特に耳介）

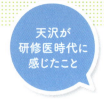

めまいは診断に至りやすい

　「めまいは不定愁訴！」という医師もいるくらい，苦手意識のある人が多いようです．たしかに，「2週間くらい前からなんとなくふわっとしためまいが度々起こる」などの"慢性発症"かつ"浮動性めまい"かつ"めまい単独"の場合には診断がつかない印象です．基礎疾患や内服薬（特にpolypharmacy）がある人では，複数の要素が絡むため1つの原因を特定することは至難の業でしょう．

　しかし，先ほどの3要素を1つも満たさないときには，診断がつけられると個人的には感じます．つまり，"急性発症""回転性めまい""随伴症状を伴う"このいずれかに該当したときには詳細な問診と丁寧な身体所見をとることで，決着をつけられることがほとんどです．このいずれかに当てはまるものの中でred flagを見極めつつ，診断はつくものという前提にたって，そのプロセスを味わって欲しいと思います．めまい診療が好きになれば，外来は楽しくなること間違いなし!!

15 動悸

主な検査
should 心電図
sometimes 採血
rarely 胸部X線，心エコー，血ガス，血液培養

すぐに循環器科コンサルトすべきとき！
① vital signs の異常
② 心不全の合併
③ wide QRS

※待っている間にモニター，ルート，過去の心電図を準備しておく．

鑑別
narrow QRS・整：PSVT，洞性頻脈，AFL，正常心拍動の自覚，PAC
narrow QRS・不整：Af
wide QRS・整：単形性VT，WPW症候群/脚ブロック＋PSVT
wide QRS・不整：多形性VT，WPW症候群/脚ブロック＋Af（偽性VT）

洞性頻脈の原因
発熱，感染症，脱水，貧血，甲状腺機能亢進症，低血糖，低酸素血症，心不全，ACS，肺塞栓症，褐色細胞腫，不安神経症，アルコール，疼痛，薬剤（抗コリン薬など），ベンゾジアゼピン系（離脱），中毒（アンフェタミン，テオフィリンなど）

PSVTの初期対応

①まずValsalva手技（息こらえ10秒）を3回程度行う
②次にアデホス® 10 mg iv ＋生食10 mL 後押し，徐々に増量可
③アデホスだけで止まらないならワソラン® 5 mg DIV 5分かけて
※止まればワソラン® 40 mg 頓用を処方し，翌日循環器科フォローに．
※必ずモニター下で行うこと．

Afの初期対応

①心不全合併・初発・発症48時間以内であればすぐに循環器科コール
②ワソラン® 5 mg DIV or プロプラノロール2 mg iv
③熟練していればアミオダロン125 mg DIV も使用可
※HR＜100/min を目標にする（症状あればHR＜80/min が望ましい）．

VTの初期対応

①すぐに循環器科コール！
②カルディオバージョンの準備（鎮静，挿管の準備も）
③アミオダロン125 mg DIV or ニフェカラント0.3 mg/kg iv or リドカイン1〜2 mg/kg iv

主な薬剤の使い方

アデホス®　　　　：生食18 mLと合わせて40 mg/20 mLの組成にする．
（40 mg/2 mL）　　10 mg（5 mL）→ 20 mg（10 mL）→ 40 mg（20 mL）
　　　　　　　　　に増量して使用可．
　　　　　　　　　半減期が短いため，生食10 mLの後押しを忘れない．
　　　　　　　　　気管支喘息，狭心症，脳出血後には使用を控える．

ワソラン®　　　　：生食50 mLに溶解し，5 mgを5分かけて落とす．
（5 mg/2 mL）　　 10 mg使っても変化しないときは専門医call．
　　　　　　　　　重症心不全（EF＜30％）には使用を控える．

プロプラノロール　：生食8 mLに溶解する．1 mg（5 mL）ずつゆっくりiv．
（2 mg/2 mL）　　 気管支喘息には使用を控える．

アミオダロン ：5% TZ 100 mL に溶解し，10 分で 125 mg を落とす．
(150 mg/3 mL) 維持は 5 A を 5% TZ 500 mL に溶解し，最初の 6 h は 33 mL/hr，残り 42 h は 17 mL/hr で投与する（計 48 h）．
間質性肺炎，甲状腺機能異常，不整脈の副作用あり．

ニフェカラント：5 分かけて 0.3 mg/kg を静注．熟練医のみ使用可．
(50 mg) 不整脈（QT 延長など）の副作用あり．

カルディオバージョン

PSVT/Af（48 時間以内）：（単相性 / 二相性）100～200 J

VT：（単相性）100 J → 200 J → 300 J

pulseless VT/VF：（単相性）300 J（二相性）150～200 J

※鎮静下で行うこと．
※必ず血栓が飛ぶリスクを事前に説明すること．

Af に対する抗凝固薬の適応（CHA_2DS_2-VASc score）

CHF：心不全
HT：高血圧
Age：75 歳以上（2 点）
DM：糖尿病
Stroke/TIA：脳梗塞・TIA の既往（2 点）
Vascular：冠動脈疾患
Age：65～74 歳
Sex：女性

※ 2 点以上で抗凝固薬の適応あり．

ワルファリンについて

・梗塞のリスクを 5 → 1% に減らせるが，出血のリスクが 0.5% 増加する
・目標値は PT-INR 2.0～3.0（※ 70 歳以上では 1.6～2.6）
・月 1 での採血と特定の食事制限（納豆や青汁など）

- 救急外来での処方は原則しない（するなら自分でフォローすること）
- DOAC（プラザキサ®，イグザレルト®，エリキュース®，リクシアナ®）は採血フォローや食事制限がなくなるが，高価なのが難点
- リバースするときは**ビタミン K_2（ケイツー®）**を使用するが，効くまで3h程度かかるため緊急処置が必要なときは **FFP** を使用する

Amasawa's advice

❶ Afの約60％は1〜2日で洞調律に戻るため，ADLが保たれているのであればレートコントロールのみで，リズムコントロールは不要！

❷ Afに対するカテーテルアブレーションは生命予後を変えず，抗凝固療法も継続が必要なため，QOL改善目的の意味合いが大きい．

❸ 心機能低下があればPSVTでも血行動態が破綻することはある．逆に正常心機能ならばAfのみで心不全を起こすことは少ない．

カルテチェックリスト

動悸

病歴
- [ ] 以前にも同様の症状があったか
- [ ] あれば頻度はどれくらいで起きるか
- [ ] 発症機転
- [ ] 誘因
- [ ] 突然死の家族歴
- [ ] 血管リスク（HT，HL，DM，CKD，タバコ，家族歴）

ROS
- [ ] 発熱
- [ ] 呼吸困難
- [ ] 胸痛
- [ ] 失神
- [ ] めまい
- [ ] 嘔吐
- [ ] 下痢
- [ ] 腹痛
- [ ] 吐血・下血
- [ ] 冷汗

身体所見
- [ ] 脈を触れるか
- [ ] 脱水所見（口腔内，腋窩，ツルゴールなど）
- [ ] 頸静脈怒張
- [ ] 心音
- [ ] 浮腫

16 下痢

主な検査
- **should** 特になし（！）
- **sometimes** 便培養，便グラム染色
- **rarely** CD抗原・トキシン，採血，腹部エコー，腹部CT，妊娠検査

必ず除外したい疾患3つ
① ACS
②急性虫垂炎
③異所性妊娠

鑑別
急性胃腸炎，虚血性腸炎，炎症性腸疾患，好酸球性腸炎，ループス腸炎，虫垂炎，PID，心筋梗塞，膵炎，異所性妊娠，甲状腺機能亢進症，消化管出血，アナフィラキシー，薬剤（抗菌薬，下剤，制酸剤，造影剤，降圧薬，NSAIDsなど）

胃腸炎と診断するために
①水様性下痢（≧3回/日）＋嘔気・嘔吐＋便排泄で改善する腹痛
②腹部所見なし
③黒色便なし
※グラム染色で便中WBCもしくはgull-wingがあるとなお◎.

便培養の適応
高熱（＞38.5℃），血便，下痢回数＞8回/日，しぶり腹，免疫不全
※**入院後72時間以上経過してから発症した場合は不要**（ただし，65歳以上＆免疫不全などの基礎疾患あれば検討の余地あり）

初期対応

軽症：OS-1® 20〜30 mL/kg ＋ ミヤ BM® 1 g TID
重症：バイタルが安定するまでは細胞外液．安定したら1号液
※嘔吐1回につき2 mL/kg，下痢1回につき10 mL/kgを追加する．
※細菌性が否定できれば止痢薬（ロペミン®など）で半日早くよくなる．

小腸型 vs 大腸型

	メインの症状	原因菌	便中白血球
小腸型	水様性下痢 嘔吐	黄色ブドウ球菌，ビブリオ サルモネラ，セレウス ウェルシュ菌，ETEC ノロ・ロタウイルス ランブル鞭毛虫 クリプトスポリジウム	−
大腸型	発熱，腹痛 （血便）	カンピロバクター，赤痢菌 エルシニア，EHEC アデノウイルス 赤痢アメーバ	＋

院内下痢症の原因3つ

① *C. difficile*
② 薬剤性（※特に抗菌薬，下剤，制酸剤，造影剤に注意！）
③ 経管栄養（※製剤，量，スピードなど要チェック！）

旅行者下痢症の原因5つ

① ETEC
② ランブル鞭毛虫
③ 赤痢菌
④ 赤痢アメーバ
⑤ クリプトスポリジウム

鑑別（エキスパート）

腸結核，腸腰筋膿瘍，吸収不良症候群，Z-E 症候群，VIPoma，IBS，乳糖不耐症，レジオネラ，HIV 感染，TSS，心不全，低 Ca 血症，糖尿病，尿毒症，副腎不全，大腸癌，強皮症，放射線，胃切除後，経管栄養

Amasawa's advice

❶ 脱水の評価を忘れずに！
❷ 胃腸炎にはお粥などお腹に優しい（？）食事ではなく，通常の食事（食べたいもの）で OK.
（※ただし，刺激物や脂肪が多い食事は避けたほうが better）
❸ 胃腸炎の初期は下痢が出ないことも……．

カルテ チェックリスト

下痢

病歴
- [ ] 下痢・嘔吐の回数と性状
- [ ] 嘔吐・腹痛・下痢の順番
- [ ] 食事歴
- [ ] 最近始めた薬剤（抗菌薬，NSAIDs など）
- [ ] 普段の便の状況
- [ ] 妊娠の可能性
- [ ] sick contact
- [ ] 海外渡航歴

ROS
- [ ] 発熱
- [ ] 嘔吐
- [ ] 腹痛
- [ ] 冷汗
- [ ] 呼吸困難
- [ ] 吐血
- [ ] 黒色便・血便
- [ ] 体重減少
- [ ] 胸痛
- [ ] 背部痛

身体所見
- [ ] 詳細な腹部所見
- [ ] 脱水所見（口腔内，腋窩，ツルゴールなど）

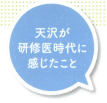
天沢が研修医時代に感じたこと

下痢は本当に下痢？

　下痢，嘔吐，腹痛の3徴候があり，他の器質的疾患が考えにくければ「急性胃腸炎」が最も考えられる．……この「最も考えられる」が厄介なんですよね〜．つまり，あくまで「急性胃腸炎」は除外診断なのです．また，すべてそろっていたのに実は急性虫垂炎だった，実は消化管出血だった，実は心筋梗塞だった，というのは有名なpitfallです．

　それに加えて，3徴候がそろわない「急性胃腸炎」も稀ではありません．著者の体験談からいえば，ノロウイルスは嘔気が強く，カンピロは腹痛が強かった！　逆に，ノロウイルスのときには下痢はなかったし，カンピロのときには嘔気を伴いませんでした．これは感染部位による違いなのでしょうが，必ずしも3徴候そろうわけではないというのは，身をもって体験済です．また，初期段階では症状が出そろわないのが通常です．「後医は名医」とはよく言ったものですが，所見が揃わないときに診るのと，所見が揃ってから診るのとでは全く難易度が違うのです．

　さて，そうは言っても，所見が揃わないと診断できないのでは辛いものがあります．症状が揃ったらまた来てね！　というのは，「1番辛いときにまた来て！」と言っているようなもの．自分が患者さんだったら，「鬼過ぎ！」でしょ？（笑）．胃腸炎に医療者ができることなんてほとんどないのですから，無駄な再来は避けたいですね（お金もか

かるし）．

　「嘔吐」「腹痛」「下痢」のうち「急性の下痢」があれば，すべてが揃わなくても「胃腸炎」であることがほとんどです．「腹痛」や「嘔吐」の鑑別は多岐にわたりますが，「下痢」の鑑別はそこまで多くありません．健全な若い男性の 2 日前からの急性下痢症！　ときたら，ほぼ急性胃腸炎で決まり（もちろん，鑑別はしっかりしてね ^^）．病歴をしっかりとれていれば，重症度の評価と他疾患の可能性（特に虫垂炎）を同時に解決できることでしょう．

　ただ，最後に 1 つ注意しておきたいことについて触れておきます．それは，**患者さんの言う「下痢」をそのまま受け取ってはいけない**ということ．というのも，1 回ゆるい便が出ただけのものを「下痢」と言っているかもしれないし，下血を「下痢」と言っているかもしれないし，硬便が出た後のゆるい便を「下痢」と言っているのかもしれません．**本当に下痢だったのかということを問う**のは，我々の責任です．そこの評価をミスると「下痢」から鑑別をすすめてしまい，先ほどあげた pitfall にハマってしまうことでしょう．

17 便秘

主な検査
- sometimes 直腸診（肛門鏡），腹部 X 線
- rarely 採血，腹部 CT

鑑別
①急性：**腸閉塞**，**麻痺性イレウス**，**脱水**，虚血性腸炎，外痔核，肛門瘻，高 Ca 血症，低 K 血症，虫垂炎，憩室炎，PID，尿毒症，精巣・卵巣捻転，宿便

②慢性：**甲状腺機能低下症**，**Parkinson 病**，**糖尿病**，**うつ病**，心不全，強皮症，腹水，痔核，脊髄損傷，IBS，妊娠，下剤乱用

③薬剤：Ca 拮抗薬，抗うつ薬，抗精神病薬，オピオイド，抗コリン薬，抗ヒスタミン薬，抗癌薬，鉄剤，利尿薬，抗 Parkinson 病薬，制酸薬，抗けいれん薬

便秘薬の使い分け
①**浸透圧 UP**：マグミット® 250〜330 mg TID
※腎機能障害があると Mg 中毒を起こすことがあるため，腎機能障害があるときはラクツロースが望ましい．

②**直接刺激**：アローゼン® 0.5 g，ラキソベロン® 0.75% 10〜15 滴（15 滴＝1 mL），大建中湯 5 g/ 六君子湯 2.5 g TID，ヒマシ油

③**間接刺激**：新レシカルボン®坐薬 1 個，グリセリン浣腸 30〜60 mL，摘便，オリーブ油 30 mL（ネラトンカテーテル挿入）

④**静注**：パントール® 200 mg q12hr，プリンペラン® 10 mg q12hr

Amasawa's advice

❶ とりあえず腸閉塞を除外すべし！
❷ 浣腸をするときは腸管破裂と VVR に注意すること！
❸ 動脈瘤，肝不全，麻薬使用時には下剤の予防投与が望ましい．

カルテ チェックリスト

便秘

病歴
- [ ] 普段の便の状況
- [ ] last stool
- [ ] 最近始めた薬剤（市販薬を含む）
- [ ] 体重の変化
- [ ] 手術歴

ROS
- [ ] 腹痛
- [ ] 嘔吐
- [ ] 吐血
- [ ] 黒色便・血便
- [ ] 浮腫
- [ ] 寒がり
- [ ] 発汗低下
- [ ] 嗄声
- [ ] 難聴
- [ ] 月経過多

身体所見
- [ ] バイタル異常
- [ ] ope scar
- [ ] 甲状腺腫大・硬結，眉毛外側1/3脱落の有無，乾燥肌，下腿浮腫
- [ ] 脱水所見（口腔内，腋窩，ツルゴールなど）
- [ ] 詳細な腹部所見

天沢が研修医時代に感じたこと

便秘は大事だよ～

　働き始めてまず驚いたことの1つが，下剤を常用している人の多さ．こんなに便を気にしている人が世の中にいるのか！　と，医療現場に出てからでなければ生涯わからなかったことでしょう．便秘という訴えに対して，「はい，便秘薬」という医療者は非常に多いです．というのも，致死的な問題になることはほとんどないから．腎機能障害がある人にマグミット®を処方するとMg中毒で亡くなることが一時ニュースで話題になりましたが，マグミット®が日本全国でどれくらい処方されているかを考えると，副作用が報告されるのも当たり前だなぁ～と思ってニュースをみていました（まぁ，腎機能障害の人にマグミットはやめよう！　という流れになったのはいいことですけど）．

　さて，「はい，便秘薬」の時代はそろそろ終わりを迎えます．今まで便秘傾向でなかった人が急に便秘になったのなら必ず理由があるだろうし，便秘薬を漫然と使っていると耐性をもってしまうなどの問題もあります．不要な薬を処方してpolypharmacyの患者さんをこれ以上増やさないようにしましょう．そのためには，なぜ便秘になったのかを突き詰め，それに対してどの便秘薬を選ぶべきなのか根拠をもって処方をする．そして，いつまで使用するのかというところまでしっかり明確にすることが必要になるのです．決して難しい話ではないのですが，たかが便秘と思っている限り，この問題は解決しないことでしょう．

私がよく言うセリフですが，**基本を疎かにする者に優れた者はいません**．ということで，本書を読んでくれた皆さんは，明日から**快便ライフ**を患者さんに提供しましょう！　それだけで，「先生は名医！」と感謝されることでしょう（笑）．…いや，ほんとに．

18 吐血

主な検査
- **should** 採血（＋凝固，血液型），内視鏡
- **sometimes** 胃管，胸部X線，造影CT
- **rarely** 頭部CT，腹部エコー，心電図，血ガス

鑑別
食道静脈瘤破裂，**Mallory-Weiss症候群**，**胃・十二指腸潰瘍**，逆流性食道炎，吻合部潰瘍，AGML，食道癌，胃癌，乳頭出血，大動脈解離，AAA破裂，**頻回嘔吐**（頭蓋内疾患，腸閉塞，ACSなど），外傷

初期対応
① 輸液/輸血
② PPI
③ 胃洗浄……は検討してもよい（※ただし，食道静脈瘤に胃管は禁忌！）
※抗血小板薬や抗凝固薬を中止すると当然血栓症を起こすリスクが上がるため，十分な説明と再開時期を定めたうえで中止すること．

緊急内視鏡の適応
① バイタルが不安定
② activeな出血
③ 失神
④ 重篤な基礎疾患あり（肝疾患や心疾患など）
⑤ Hb＜7.0 g/dL
→上記の条件に1つも当てはまらなければ内視鏡は翌日でも可．

輸血について

- 緊急時は O 型の濃厚赤血球（Rh 陰性）を使用する
- 輸血の目安としては Hb＜7 g/dL だが，輸液だけでバイタルが立ち直らないとき，大出血が予想されるとき，心臓への負担を軽減したいとき，にはその限りでない
- 濃厚赤血球と FFP をそれぞれ 10 単位投与しても反応がないときは，血小板輸血も 10 単位行う（※ ITP, HIT, TTP/HUS には禁忌）
- RCC 2 単位で Hb 1.5 g/dL の上昇，Plt 10 単位で Plt 3.0 万/μL の上昇が見込める
- 発熱や膨疹などの副作用には対症療法（ステロイド外用薬，抗ヒスタミン薬，解熱薬など）で対応する
- 同意書は必須（宗教関連も check！）

潰瘍のリスク

① *H. pylori*
② NSAIDs
③ 他の薬剤（抗血小板薬，抗凝固薬，ステロイド，SSRI など）
※①と②の両方があると約 10 倍リスクが高い！

 Amasawa's advice

❶ 血圧が元々高値だと血圧低下がマスクされるため注意！
❷ 急性期の Hb はあてにしない！
❸ 吐血，喀血，鼻出血はしっかり区別すべし！

カルテ
チェックリスト

吐血

病歴
- [ ] 量と回数
- [ ] 臥位・食後で増悪あるか
- [ ] last meal
- [ ] 輸血歴
- [ ] 最近始めた薬剤（特に抗凝固薬，NSAIDs，ステロイド，鉄剤など）
- [ ] 飲酒歴（量や頻度など）
- [ ] *H. pylori* の既往や除菌歴
- [ ] 外傷エピソード
- [ ] 誤嚥エピソード

ROS
- [ ] 腹痛
- [ ] 嘔吐
- [ ] 下痢
- [ ] 黒色便・血便
- [ ] 失神
- [ ] ふらつき
- [ ] 頭痛
- [ ] 背部痛
- [ ] 胸やけ
- [ ] 咳

身体所見
- [ ] バイタル異常
- [ ] 貧血
- [ ] 鼻腔内の出血
- [ ] 口腔内の出血
- [ ] 心雑音
- [ ] 詳細な腹部所見

吐血は覗く前に診断せよ

「内視鏡をしてみないと最終的な結果はわからない」

　そう言ってしまえばそうなのかもしれませんが，**患者背景**と**病歴**からおおよその原因推定は可能になります．例えば，

若い人が前々から心窩部痛を感じていたなら「胃・十二指腸潰瘍」
飲み会＋頻回嘔吐後なら「Mallory-Weiss 症候群」
肝疾患の既往がある人なら「食道静脈瘤破裂」
高齢者なら「胃病変（潰瘍・癌など）」
ope 後なら「吻合部潰瘍」

をまず疑いますよね．

　内視鏡をお願いするにしても，**なにを疑っているのか**を明確にしてから，コンサルトをするように努力しましょう．相手方の負担が1つ減りますし，アセスメント力も一段階上がると思います．出血量やHb の値だけをみているようではまだまだ！（＾＾）

19 下血・血便

主な検査
- **should** 採血（＋凝固，血液型），直腸診（＋肛門鏡）
- **sometimes** 造影 CT
- **rarely** 胃管，血ガス，エコー，腹部 X 線，便培養，内視鏡

鑑別（血便）
感染性腸炎（特に細菌性），**虚血性腸炎**，薬剤性腸炎，放射線腸炎，炎症性腸疾患，腸結核，消化管腫瘍，大腸ポリープ，小腸出血，**憩室出血**，**痔核出血**，直腸潰瘍，感染性動脈瘤，内視鏡後，浣腸後，外傷

初期対応
下血（≒黒色便）：**緊急内視鏡**が必要になることが多い
血便：**絶食＆輸液 / 輸血**になることが多い．緊急内視鏡は稀

痔核の初期対応
外痔核：**強力ポステリザン® 軟膏**　1回1個
内痔核：**ネリプロクト® 坐薬**　1回1個
※大量出血であれば外科コンサルト．

Amasawa's advice

❶ 黒色便でも下部のことがあるし，血便でも上部のことがある．
❷ 精査しても原因不明な血便は小腸出血がほとんど．
❸ 下部消化管内視鏡検査はそれ自体のリスクも高く，active な状況では出血点を見つけることが難しい．そのため，絶食にして出血が落ち着いてから処置を行うことが多い．もし，緊急止血が必要な状況であればアンギオを選択肢の1つに挙げよう．

カルテチェックリスト

下血・血便

病歴
- [ ] 普段の ADL（特に寝たきりかどうか）
- [ ] 普段の排便状況
- [ ] 量と回数と色
- [ ] last meal
- [ ] 最近始めた薬剤（特に抗血小板薬・抗凝固薬，NSAIDs，抗菌薬）
- [ ] 海外渡航歴
- [ ] 最近の医療機関受診歴（特に内視鏡）

ROS
- [ ] 発熱　　 [ ] 腹痛　　 [ ] 嘔吐　　 [ ] 下痢　　 [ ] 吐血
- [ ] ふらつき　[ ] 背部痛　 [ ] 冷汗　　 [ ] 排便時痛

身体所見
- [ ] 貧血
- [ ] 心雑音
- [ ] 詳細な腹部所見

20 血痰

主な検査
- **should** 胸部 X 線，Ziehl-Neelsen 染色（痰 / 胃液）
- **sometimes** 採血（＋凝固，血液型），喀痰検査（培養，細胞診），胸部 CT
- **rarely** 気管支鏡，PCR 法，胸水検査（培養，細胞診）

まずすべきこと
① active な出血なら**患側臥位**に！
②（医療者・家族）**N95 マスク**，（患者さん）**サージカルマスク**
③**喀血・吐血・鼻出血**と区別する

鑑別
肺塞栓症，胸部大動脈瘤破裂，大動脈解離，気管支拡張症，肺結核，MAC 症，肺炎，肺真菌症，肺癌，気管支炎，気管内異物，心不全，薬剤（抗血小板薬，抗凝固薬など），外傷，特発性肺胞出血，肺動静脈瘻，肺分画症，肺高血圧症，Goodpasture 症候群，SLE，GPA，肺子宮内膜症，アミロイドーシス，気管支鏡後

初期対応
少量：アドナ® 30 mg TID ＋トランサミン® 500 mg TID
大量：**気管支鏡 or BAE or 緊急手術**
　　　　アドナ® 50 mg iv ＋トランサミン® 500 mg iv
　　　　膠原病ならステロイドパルス（ソル・メドロール® 1 g q24hr を 3 日）

※少量の血痰，止血されている，結核が否定的ならば翌日フォローで可．

胸水（漏出性）の鑑別

心不全，腎不全，肝硬変（R＞L），低 Alb 血症，無気肺，甲状腺機能低下症，上大静脈閉塞症，収縮性心膜炎，Meigs 症候群，POEMS 症候群，OHSS，悪性腫瘍（稀），肺塞栓症（稀）

胸水（滲出性）の鑑別

肺炎，肺結核，悪性腫瘍（肺癌，乳癌，悪性リンパ腫，卵巣癌，胃癌など），食道破裂（L＞R），膠原病（特に RA，SLE），胸膜炎，膿胸，肺塞栓症，大動脈解離（L＞R），尿毒症，Dressler 症候群，膵炎，膿瘍（横隔膜下膿瘍，肝膿瘍，脾膿瘍など），薬剤性，外傷，肺吸虫症，アスベスト関連，成人 Still 病，強直性脊椎炎，血管炎，サルコイドーシス，乳び胸

滲出性胸水を示唆する所見

①胸水 TP＞血清 TP × 0.5
②胸水 LDH＞血清 LDH × 0.6
③胸水 LDH＞160
※他にも pH，糖，細胞数（＋分画），ADA，腫瘍マーカー，ヒアルロン酸，細胞診，各種培養（＋グラム染色）などで鑑別を行う．

Amasawa's advice

❶ 血痰は待てるが，喀血は緊急性が高い！
❷ 結核が疑われるときは隔離（陰圧管理）をお忘れなく！
❸ 隔離解除には蛍光染色陰性× 3 回（＋ PCR 陰性）が必要！

> カルテ
> チェックリスト

血痰

病歴
- [ ] 量と回数
- [ ] 誘因（激しい咳や嘔吐など）
- [ ] 月経周期との関連
- [ ] 以前にも同様の症状があったか
- [ ] sick contact
- [ ] 最近の医療機関受診歴（特に気管支鏡）
- [ ] 最近始めた薬剤（特に抗血小板薬・抗凝固薬）

ROS
- [ ] 呼吸困難
- [ ] 咳
- [ ] 胸痛
- [ ] 背部痛
- [ ] 発熱
- [ ] 寝汗
- [ ] 体重減少
- [ ] 腹痛
- [ ] 嘔吐
- [ ] 黒色便・血便

身体所見
- [ ] 鼻腔内の出血
- [ ] 口腔内の出血
- [ ] 肺音
- [ ] 下腿浮腫・圧痛
- [ ] 出血斑

21 呼吸困難

主な検査
- **should** 胸部X線，採血（＋凝固），血ガス
- **sometimes** 心電図，心エコー，血液培養，胸部CT
- **rarely** 呼吸機能検査，筋電図，神経伝導検査，胸腔穿刺

鑑別
①肺：（1）**肺胞低換気**：呼吸性アシドーシス（→P.131）参照
　　　（2）**拡散障害**：肺炎，気胸，COPD，喘息，縦隔気腫，胸水，ARDS/ALI，癌性リンパ管症，肺結核後遺症，肺高血圧症
　　　（3）**シャント**：肝肺症候群，肺動静脈瘻
　　　（4）**換気血流比不均等**：肺塞栓症，無気肺
②心：**ACS**，**心不全**，大動脈解離，心タンポナーデ，不整脈，弁膜症
③他：**貧血**，**敗血症**，**アシドーシス**，アナフィラキシー，急性喉頭蓋炎，尿毒症，refeeding症候群，CO中毒，高体温，発熱，疼痛，心因性，Satモニター不良，酸素チューブ外れ

SpO_2 不良の盲点
モニター外れ，**末梢循環不全**，低体温，CO中毒，メトヘモグロビン血症，マニキュア，機器の故障

wheezesの原因
① **気管支喘息**
② **左心不全**
③ **COPD急性増悪**

※他にアナフィラキシー，肺炎，気管支異物などでも生じうる．

用手換気

① バッグバルブマスク：換気したいときに．
（アンビューバック）　PEEP 弁を装着すれば PEEP もかけられる
② ジャクソンリース：PEEP をかけられ，喘息や COPD に有用．要 O_2

酸素投与のデバイス

	FiO_2	特徴
鼻カニューレ	$0.21 + 0.04 ×$ 投与量（L）	簡便．外れやすい 6 L/min まで
フェイスマスク	5〜6 L/min で FiO_2 0.4 7〜8 L/min で FiO_2 0.6	5〜10 L/min で使用する
リザーバーマスク	投与量（L）÷ 10 （※実際は 0.6〜0.9）	5〜15 L/min で使用する 加湿が必要 CO_2 が貯留しやすい
ベンチュリーマスク	0.28 ×　5 L 程度 0.35 ×　6 L 程度 0.40 ×　8 L 程度 0.50 × 10 L 以上 （FiO_2 ×至適流量）	移動中も使用可 濃度を上げると流量は下がる 長時間の使用は NG 頻呼吸で流量が足りなくなる 最近ではあまり使われない
ネーザルハイフロー （NHF）		食事・会話ができる PEEP はかけられない リークに注意
NPPV （CPAP・BiPAP）	CPAP（PEEP のみ） →心原性肺水腫 BiPAP（PEEP + PS） → COPD 急性増悪	PEEP や PS がかけられる VAP を避けられる 患者さんの協力が必須 禁忌あり（次項参照）

※換気は 1 回換気量と呼吸数，酸素化は FiO_2 と PEEP の 2 つで考える．
※上 3 つが low-flow（低流量式）で下 3 つが high-flow（高流量式）．
※ low-flow system では，頻呼吸があると実際の FiO_2 は下がってしまう．
※ FiO_2 は 60％以下，PEEP・PS は 20 cmH_2O 以下での使用が望ましい．

NPPV の禁忌

・協力が得られない
・血行動態が不安定
・喀痰が多い
・顔面にしっかり装着できない（顔面・上気道の外傷，手術後，熱傷）
・自発呼吸なし

代償性変化の目安

呼吸性アシドーシス:$PaCO_2$ 10 ↑ で HCO_3^-（急性なら）**1〜2 ↑**,
　　　　　　　　　　（慢性なら）4〜5 ↑

呼吸性アルカローシス:$PaCO_2$ 10 ↓ で HCO_3^-（急性なら）**1〜2 ↓**,
　　　　　　　　　　　（慢性なら）4〜5 ↓

代謝性アシドーシス:HCO_3^- + 15 = $PaCO_2$

代謝性アルカローシス:Δ HCO_3^- × 1/2〜1 = Δ $PaCO_2$

呼吸性アシドーシス（≒肺胞低換気）の原因

気道閉塞（舌根沈下, 痰詰まり, 異物など）, COPD, 喘息, SAS, 肺炎, 脳血管障害, 有機リン中毒, 薬物中毒（鎮静薬・鎮痛薬など）, 低K血症, 肥満, 高度腹水, 呼吸筋疲労, 声帯麻痺, 頭部外傷, ALS, ギラン・バレー症候群, 重症筋無力症, 破傷風, ボツリヌス中毒, 甲状腺機能低下症, 高Mg血症, 肋骨骨折, 側弯症, 横隔膜麻痺

呼吸性アルカローシスの原因

呼吸数増加（発熱, 疼痛, 低酸素血症など）, 脳幹病変, 肝硬変, 妊娠

AG開大性の代謝性アシドーシスの原因（KUSSMAL-PCI）

K etoacidosis:ケトアシドーシス（DKA, AKA, 飢餓）

U remia:尿毒症

S alicylic acid:サリチル酸

S epsis:敗血症

M ethanol:メタノール

A lcoholic/ **A** spirin:アルコール, アスピリン

L actic acidosis:乳酸アシドーシス

P araldehyde:パラアルデヒド

C arbon monoxide:CO中毒

I ron/ **I** NH:鉄, イソニアジド

※ AG 開大≒測定できない陰イオンが増加したということ．
※ Lac は臓器虚血以外にけいれん，ビタミン B_1 欠乏，過換気，急性アルコール中毒でも上昇する．

AG 非開大性（高 Cl）の代謝性アシドーシスの原因（HARD-UP）

Hyperalimentation：過栄養
Acetazolamide/**A**ddison：アセタゾラミド，アジソン病
Renal tubular acidodis：尿細管性アシドーシス
Diarrhea：下痢
Ureteroenteric fistula：尿管 S 状結腸瘻
Parenteral saline：過剰輸液（生食）
※逆に Alb 1 mg/dL 低下につき，AG は約 2 mEq/L 低下する．

代謝性アルカローシスの原因

有効循環血漿量の減少，嘔吐，低 K 血症，利尿薬，甘草，原発性アルドステロン症，Cushing 症候群，Bartter 症候群，高 Ca 血症，低 Mg 血症

Amasawa's advice

❶酸素投与の前に，必ず COPD の既往がないかを check しよう！
❷脱水・COPD があると crackles は聞き取りづらくなる．
❸心不全との鑑別には BNP が役立つ！（100 以下ならほぼ除外！）

カルテ チェックリスト

呼吸困難

病歴
- ☐ 発症機転（特に突然，安静時発症など）
- ☐ 誘因
- ☐ 誤嚥エピソード
- ☐ 嚥下機能低下ないか（脳梗塞の既往など）
- ☐ 温泉
- ☐ 生活歴（仕事，住居環境，ペットなど）
- ☐ たばこ（本数，期間，禁煙中ならキッカケはなにかなど）

ROS
- ☐ 発熱 ☐ 咳 ☐ 喀痰 ☐ 胸痛 ☐ 喘鳴
- ☐ 血痰 ☐ 動悸 ☐ ふらつき ☐ 嘔吐 ☐ 体重変化

身体所見
- ☐ 努力用呼吸
- ☐ 変な呼吸（いびき様呼吸，口すぼめ呼吸，Kussmaul呼吸など）
- ☐ 体型
- ☐ 頸静脈怒張，皮下気腫
- ☐ 呼吸音
- ☐ 心音
- ☐ 浮腫
- ☐ チアノーゼ

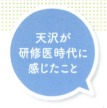
天沢が研修医時代に感じたこと

呼吸困難にAガスは必須!?

　呼吸困難の主訴に限らず，血ガスは非常に役立つ道具になります．即座に電解質や血糖値がわかるのも大きな利点の1つですね．誤解している人もいますが，ほとんどの場合は静脈ガスで代用OKです．pHやHCO$_3^-$はVガスとAガスでほぼ同じと考えてよいのです．

　動脈採血が望ましい状況としては，主にCO$_2$貯留を疑うときと乳酸値を指標にしているときの2つ．ですが，CO$_2$や乳酸値に関してもVガスで正常ならば問題ないと言えるのです．考えてみれば当たり前ですよね．AよりVのほうが，CO$_2$や乳酸値が高くなるのは当然なので，Vが正常ならAも大丈夫！というわけです．今まで「動脈採血か〜〜」とハードルが上がっていた人も，これからは採血と一緒にVガスもあわせて採っておくか，というのでいかがでしょう！？

22 関節痛

主な検査
- **should** 理学所見（！）
- **sometimes** 関節穿刺（一般，培養，グラム染色，偏光顕微鏡），X線
- **rarely** 採血（＋血液培養），尿検査（＋尿培養），咽頭培養，造影CT

「関節炎」といえる3つの要素
①炎症所見：なければ関節痛
②自動痛＆他動痛：自動痛のみなら関節周囲炎（腱，滑液包，靭帯，筋）
③圧痛部位が限局：限局していなければ蜂窩織炎

鑑別（急性＆単関節）
①化膿性関節炎
②結晶性関節炎（痛風，偽痛風）
③外傷

鑑別（急性＆多関節）
①ウイルス性関節炎（PVB19，HIV，HBV，HCV，風疹など）
②淋菌性関節炎
③IE
※他に反応性関節炎，乾癬性関節炎，炎症性腸疾患に伴う関節炎，副腎不全，リウマチ熱，血友病，Lyme病など．

鑑別（慢性＆単関節）

① 「急性」の慢性化
② 無菌性骨壊死（※アルコール多飲，ステロイドuserで注意！）
③ 外傷後
※他に神経原性関節症（糖尿病，脊髄障害），結核性関節炎など．

鑑別（慢性＆多関節）

① 「急性」の慢性化
② 変形性関節症
③ 膠原病（RA, SLE, 強皮症，PM/DM, PMR, 血管炎など）
※他に偽痛風，脊椎関節炎，甲状腺機能異常，副甲状腺機能亢進症，傍腫瘍症候群，アミロイドーシス，Schnitzler症候群など．

化膿性関節炎の初期対応

GPC cluster（黄色ブドウ球菌）：CEZ 2 g q8hr
GPC chain（連鎖球菌）：PCG 400万単位 q6hr
GNC（淋菌）：CTRX 2 g q24hr
GNR（緑膿菌含む）：PIPC 2 g q4hr
菌不明：VCM 1 g q12hr ＋ CTRX 2 g q24hr
※ドレナージが大切であり，死亡率は5％にも達する．
※慢性の経過の場合は梅毒，結核，真菌なども考慮する．

好発部位

化膿性関節炎：膝関節，股関節，肩関節，肘関節，手関節，足関節
痛風：足の甲，足関節，膝関節，手関節，肘関節，アキレス腱
偽痛風：膝関節，手首三角線維軟骨，股関節，肩関節，足関節

Amasawa's advice

❶ 炎症所見が本当にあるかどうかは健側と比較しよう！
❷「関節炎」は4グループに分け，急性＆単関節なら緊急トリアージ！
❸ 慢性疾患の増悪も稀ではないが，救急外来の一時点で安易にコントロール（ステロイド増量など）を変更するのはやめよう！

カルテチェックリスト

関節痛

病歴
- [ ] 朝のこわばり（＞30分）
- [ ] 過度の運動をしたか
- [ ] 以前に同様の痛みはあったか
- [ ] 増悪因子（※特に動作で悪化するか）
- [ ] 整形外科の通院歴はあるか（人工関節の有無，関節穿刺など）
- [ ] 市販の貼付薬など使用しているか
- [ ] 飲酒歴（量や頻度など）
- [ ] ステロイド長期内服
- [ ] sick contact（※若い人では性交渉歴なども）
- [ ] 外傷エピソード

ROS
- [ ] 発熱
- [ ] 悪寒・戦慄
- [ ] 夜間痛
- [ ] 咽頭痛
- [ ] 胸痛
- [ ] 麻痺
- [ ] しびれ
- [ ] 体重減少
- [ ] 寝汗

身体所見
- [ ] 炎症所見（発赤，腫脹，圧痛，熱感）
- [ ] Osler結節，Janeway皮疹，眼瞼の点状出血
- [ ] 新規の心雑音
- [ ] 皮疹
- [ ] 関節可動域

天沢が研修医時代に感じたこと

関節痛を救急外来でどこまで診るのか

　「関節」にこだわりのある人は決して読まないでください（笑）．あらかじめ言っておきますが，これから話す内容は手を抜いていいよと言っているわけではありません．しかし，実際に働き始めればわかりますが，理想と現実はなかなかギャップがあるものです．もし，実感できなければ周りが見えていない可能性があるかもしれません．

　救急外来で限られた時間や人手をどう使うべきかは常に課題です．ショックの人を隣に差し置いて，風邪の人をゆっくり診る人はいませんよね．しかし，そこまであからさまじゃなくとも，例えば慢性発症の関節痛に対して救急外来という場でゆっくり診療するのも，「ん？」と同様に思うわけです．

　個人的には関節痛のときには，外傷，化膿性関節炎，結晶性関節炎の3つが除外できればある程度十分だと思っています．救急外来という場で膠原病などの慢性疾患を診断しようとする意義はそこまで大きくないでしょう．もちろん，時間が許すのであればじっくり診察すればいいと思います．ですが，周りをみることも忘れないで欲しい．「疑い」ということで翌日の日中にフォローを入れれば，十分役割を果たせていると思います．明日まで待てるという判断を下すこともときには大切なのです（関節痛に限らず）．

　著者がまだ初期研修1年目で，2年目の先輩と当直をしていたとき

の話を1例にあげます．その日は特に忙しい日で，とにかくまわすことで精一杯になっていました．1時間で4〜5人診ている私と1時間で1人の先輩．もちろん，人それぞれ診るスピードが違うのは仕方がないと思っていたのであまり気にはとめず，自分の仕事だけに没頭していました．

　納得できないことが起きたのは，仕事が終わった後のこと．先輩からフィードバックをいただけたのですが，「なんで〇〇について聞いていないんだ！」と細かい点についてご指摘を受けました．たしかに自分には至らぬ点が多々あったのも事実ですが，そのときは「え？」という納得できない感情が先にきてしまいました．「もし，先輩が1人くらい多く診てくれていたら15分時間が浮いたのに……．自分だってもっと診療をじっくりしたいのに，それができなかったのは……」と喉元まで出かかりましたが，ぐっとこらえました．

　ゆっくり診ることを責めはしませんが，その分誰かが大変になるということは忘れないで欲しい…ですね．選択したことばかりに目がいきがちですが，何かを選択するということは何かを捨てているということです．1人の人に100％の診療ができたとしても，待たせている人たちの診療はすでに100％じゃなくなっているわけです．時間の概念も忘れずにね！というのを，著者の苦い思い出とともに話させていただきました．

23 浮腫

主な検査
- **should** 特になし（！）
- **sometimes** 採血，尿検査，胸部X線，下肢エコー，心電図
- **rarely** 血液培養，心エコー，造影CT

鑑別（片側性）
① DVT
② 蜂窩織炎
③ リンパ浮腫

※他に静脈弁機能不全，骨盤内腫瘍・AAA・後腹膜線維腫による圧迫，ベーカー囊胞破裂，コンパートメント症候群，血管炎，反射性交感神経性ジストロフィーなど．

鑑別（両側性）
① volume over：心不全，腎不全，過剰輸液
② 低Alb血症：低栄養，慢性炎症，肝疾患，ネフローゼ症候群，蛋白漏出性胃腸症（感染，消化性潰瘍，腸炎，悪性腫瘍，膠原病など），吸収不良症候群（盲端症候群，短腸症候群，慢性膵炎，胆汁うっ滞，胃切除後，炎症性腸疾患，強皮症，アミロイドーシスなど）
③ 透過性亢進：敗血症，アナフィラキシー，熱傷，脚気，月経前
④ 薬：NSAIDs，Ca拮抗薬，ステロイド，RAS阻害薬，β遮断薬，エストロゲン，抗Parkinson病薬，甘草
⑤ その他：甲状腺機能亢進・低下症，上大静脈症候群，下大静脈閉塞，糖尿病，Parkinson病，血管性浮腫，就下性浮腫，妊娠，PVB19，血管炎，肺高血圧症，POEMS症候群，RS3PE症候群

性状による鑑別

① non-pitting edema：甲状腺機能低下症，リンパ浮腫，血管性浮腫
② pitting edema（fast edema＜40秒）：低Alb血症
③ pitting edema（slow edema＞40秒）：静脈圧亢進

若年女性に多いもの

①月経前浮腫/妊娠
②好酸球性血管浮腫
③特発性浮腫

リンパ浮腫の原因

手術後（特に乳癌），放射線療法後，悪性腫瘍の浸潤，感染症，猫ひっかき病，フィラリア，うっ滞性皮膚炎，脂肪織炎，後腹膜線維症

初期対応

DVT：抗凝固薬
蜂窩織炎：CEZ＋RIE（Rest, Icing, Elevation）
その他：原疾患の治療＋塩分制限＋利尿薬 など

利尿薬まとめ

	一般名	商品名	主な副作用
炭酸脱水酵素阻害薬	アセタゾラミド	ダイアモックス	アシドーシス
ループ利尿薬	フロセミド トラセミド ブメタニド	ラシックス ルプラック ルネトロン	低K血症 高尿酸血症 感音難聴
サイアザイド系利尿薬	トリクロルメチアジド	フルイトラン	低Na・K血症 高Ca血症 高尿酸血症
アルドステロン拮抗薬	スピロノラクトン エプレレノン トリアムテレン	アルダクトン セララ トリテレン	高K血症 女性化乳房
V_2拮抗薬	トルバプタン	サムスカ	高Na血症
浸透圧利尿薬	D-マンニトール	マンニットール	

フロセミドについて

- 初回投与量は **Cr × 20mg** で，可能なら **経口投与** から
- 経口薬の **bioavailability は 10〜100%** と安定しない
- Alb に結合して尿細管まで届くため，**低 Alb 血症では効果が落ちる**
- AKI の予後は改善しない
- 最大 200 mg を iv しても反応がなければ，効果なしとして中止する
- フロセミド：トラセミド：ブメタニド＝ **40：20：1** で換算する
- **電解質異常，代謝性アルカローシス，血圧低下** に注意

Amasawa's advice

❶ 浮腫の有無は下肢だけでなく背中も診よう！
❷ 低 Alb 血症による浮腫は個人差が大きいため，絶対値で判断しない．また，原因とその他に浮腫を起こす疾患の合併がないかをアセスメントすることがポイントとなる．
❸ 足背の浮腫を認めない下腿浮腫は脂肪浮腫の可能性が高い．

カルテチェックリスト

浮腫

病歴
- [ ] 急性か慢性か
- [ ] 浮腫の部位（特に眼瞼，背中，上肢，下肢，手背，膝関節背側）
- [ ] 最近始めた薬剤
- [ ] 普段の食事（量，内容など）
- [ ] 日内変動

ROS
- [ ] 発熱
- [ ] 胸痛
- [ ] 呼吸困難
- [ ] 咳
- [ ] 体重変化
- [ ] 腹痛
- [ ] 嘔吐
- [ ] 下痢
- [ ] 動悸
- [ ] 抑うつ

身体所見
- [ ] pitting か non-pitting か
- [ ] pitting なら fast か slow か
- [ ] 頸静脈怒張
- [ ] 眉毛外側 1/3 の脱毛，皮膚乾燥，若禿，巨舌，無表情など
- [ ] 炎症所見（発赤・腫脹・疼痛・熱感）
- [ ] 皮疹

24 腎機能障害

主な検査
①**採血**：以前との比較が大切
②**腹部エコー**：腎の大きさ，水腎症，尿貯留，IVC径など
③**尿検査**：電解質も含めて，必要あれば入院して蓄尿検査

AKIの定義
48時間以内にCr 0.3 mg/dL以上もしくは50％以上の増加
あるいは
尿量＜0.5 mL/kg/hrが6時間以上続くとき

緊急透析の適応（AIUEO）
Acidosis：代償不可能なアシドーシス（pH＜7.1）
Intoxication：中毒
Uremia：尿毒症
Electrolyte：高K血症
Overload：溢水

※尿毒症・・・中枢神経症状，肺水腫，胸膜炎，消化器症状，味覚異常，皮膚瘙痒感，出血傾向，視力障害など．

鑑別（腎後性）
①**尿道閉塞**：前立腺疾患，膀胱結石，肉眼的血尿，カテーテル閉塞
②**神経因性膀胱**：糖尿病，脊髄損傷，腰部脊柱管狭窄症，脳血管障害，認知症，Parkinson病，多発性硬化症，頭部外傷，手術後（特に婦人科系や泌尿器系）
③**両側尿管閉塞**：腫瘍，尿管結石，炎症，血腫，後腹膜線維腫

鑑別（腎性）

①**血管**：血管炎，腎梗塞，腎硬化症，HUS/TTP/DIC，悪性高血圧，強皮症，大動脈解離，コレステロール塞栓症，運動後

②**糸球体病変**：PSAGN，MCNS，IgA 腎症，MN，FSGS，MPGN，HBV，HCV，HIV，PVB19，SLE，糖尿病，IE，血管炎，IgA 血管炎，Goodpasture 症候群，アミロイドーシス

③**ATN**：虚血（敗血症など），高尿酸血症，ミオグロビン尿（横紋筋融解症），ヘモグロビン尿（溶血性貧血），薬剤，多発性骨髄腫（BJP），高 Ca 血症

④**間質性腎炎**：感染症（腎盂腎炎，菌血症など），Sjögren 症候群，SLE，IgG4 関連疾患，サルコイドーシス，血管炎，高 Ca 血症リンパ腫，薬剤

鑑別（腎前性）

ショック，出血，脱水，心不全，肝不全，肝腎症候群，高 Ca 血症，薬剤

腎機能障害を起こしやすい薬剤

①抗菌薬
② NSAIDs
③造影剤
④化学療法（シスプラチンなど）
⑤利尿薬

※他に H_2 遮断薬，RAS 阻害薬，カルシニューリン阻害薬，抗不整脈薬，抗てんかん薬，抗真菌薬（特にアムホテリシン B）など．

腎前性を示唆する所見

（1）Uosm＞500，BUN/Cr＞20，UNa＜20 mEq/L，IVC 径＜15 mm
（2）FENa＜1％，FEUN＜35％，FEUA＜12％
（3）尿細管上皮や顆粒円柱を認めない
※利尿薬使用時には FENa は指標にならないので注意．

脱水を示唆する所見（総合的に判断せよ！）

病歴：**IN 不足**（食思不振など），**OUT 増加**（嘔吐，下痢，出血，利尿薬など），**体重変化**

身体所見：バイタル異常，意識混濁，**口腔粘膜乾燥**，眼球陥没，**腋窩乾燥**，上下肢の脱力，言語不明瞭，ツルゴール低下

検査：BUN/Cr，UA，Hct，尿比重，IVC 径，kissing

初期対応

腎後性：導尿（尿カテーテル留置）＋**原因除去**

腎前性/腎性：**輸液**＋RAS 阻害薬の休薬＋**原因除去**（＋ステロイド）

BUN/Cr＞20 の原因

①**脱水**：腎前性腎不全の鑑別（→ P.146）

②**異化亢進**：ステロイド，感染，飢餓，術後

③**蛋白吸収**：消化管出血，高タンパク食

CKD 管理（食事療法）

透析中の水分制限：（1 日空き）DW 3％以内，（2 日空き）DW 5％以内

高カロリー：30～35 kcal/kg/日

蛋白制限：0.6～0.8 g/kg/日（透析導入後は 1.0～1.2 g/kg/日）

塩分制限：塩 6 g/日以下

K 制限：2 g/日以下．生野菜，果物，豆に注意

P 制限：800 mg/日以下．牛乳，肉類に注意

CKD 管理（薬物療法）

高血圧：1st は RAS 阻害薬．Ca 拮抗薬や利尿薬は追加可．心不全や頻脈あれば β 遮断薬も．**130/80 mmHg 未満**が目標

脂質異常症：スタチン，Vit. E 製剤．**LDL-cho 120 mg/dL 以下**が目標

高尿酸血症：アロプリノール．CKD 3 以下では **7.0 mg/dL 以下**に，CKD 4～5 では **10 mg/dL 以下**が目標

アシドーシス：重曹．Na 負荷に注意．HCO_3^- 22 mEq/L が目標
高 K 血症：イオン交換樹脂．便秘に注意
高 P 血症：P 吸着剤，Vit. D 製剤．便秘に注意
低 Ca 血症：Vit. D 製剤．intact PTH 150〜300 pg/mL が目標
腎性貧血：リコンビナント EPO．鉄欠にも注意．Hb 10〜12 g/dL が目標
心不全：利尿薬．除水で血圧低下するときは昇圧薬や Alb 製剤を使う

CKD の死亡原因 worst 5
心不全，感染症，脳血管障害 / 心筋梗塞，悪性腫瘍，高 K 血症

血液透析の主な合併症
①血圧低下（※血圧が保てないときは ECUM や CHDF で）
②出血（※リスク高ければヘパリンではなくナファモスタットに）
③不均衡症候群
※その他，アレルギー，疲労感，こむら返り，血圧上昇，血管痛など．

透析の種類と主な使い分け
HD：基本．血圧の変動が大きい．小〜中分子の除去
HDF：血圧変動は小さめ．大分子（β_2 MG やミオグロビンなど）も除去
ECUM：除水のみ．血圧変動は小さい
CHDF：循環動態に影響を与えにくいが，効率も悪い

血液透析に関するアレコレ
・HD では Qd 500 mL/min，Qb 150〜250 mL/min が基本設定となる
・Kt/V は最低 1.2，できれば 1.4 が理想
・効率を上げるには透析時間を長くするか，ダイアライザーを大きくするかの 2 択
・除水量は呼吸，血圧，体重変化，IN/OUT，心不全徴候など総合的に判断して設定する（脱水 / 溢水のバランスが大切！）
・脱血用は末梢側で末梢向きに，返血用は中枢側で中枢向きに刺入する

- 透析液の濃度は Na 130 mEq/L，K 2.0 mEq/L，Ca 3.0 mEq/L，Mg 1.5 mEq/L，Glu 100 mg/dL が一般的である
- ACT は 200 以上あるのが一応理想である

バスキュラーアクセス

①**内シャント**：最も popular．心機能が保たれていることが条件．瘤形成，感染，高拍出性心不全に注意．また，末梢血流低下（steal 症候群），末梢静脈拡張（ソアサム症候群）などの特殊な合併症にも注意しておきたい．

②**動脈表在化**：心機能の悪い人に．脱血用にしか使えない．

③**人工血管**：心機能の悪い人に．閉塞しやすいのが難点．

④**長期留置型カテーテル**：半年くらいはもつが，日常生活（お風呂に入るなど）が大変になる．また，感染リスクあり．

⑤**ダブルルーメンカテーテル**：緊急透析用．カテーテル内は二重構造（脱血・送血）になっている．

Amasawa's advice

❶ エコーで著明な腎萎縮・高輝度をみつければ CKD の可能性が高い！
（※ただし，糖尿病性腎症，アミロイドーシス腎症，多発性嚢胞腎では萎縮していないことも多い）

❷ 腎機能障害がある人に薬剤を使用するときには，必ず投与量を調べてから投与する癖をつけよう！

❸ BUN が 2 桁のときに安易に尿毒症の診断をしない！
（※ BUN は目安になるが，尿毒症そのものをみているわけではない）

> カルテ
> チェックリスト

腎機能障害

病歴
- [ ] 普段の食事（量，内容など）
- [ ] 最近始めた薬剤
- [ ] 嘔吐や下痢があれば回数・量まで
- [ ] 普段の体重　（※あればDWも）
- [ ] 透析（曜日，種類，導入年，原因疾患，シャント部位，DWなど）
- [ ] 自尿の有無
- [ ] EPO使用の有無
- [ ] 健診での血尿・蛋白尿の指摘

ROS
- [ ] 発熱
- [ ] 腹痛
- [ ] 腰痛
- [ ] 関節痛
- [ ] 体重変化
- [ ] 脱力
- [ ] しびれ
- [ ] 失神
- [ ] 嘔吐
- [ ] 下痢
- [ ] 排尿障害
- [ ] 排尿時痛
- [ ] 残尿感
- [ ] 血尿
- [ ] 乏尿

身体所見
- [ ] 脱水所見（口腔内，腋窩，ツルゴールなど）
- [ ] 貧血
- [ ] 腹部膨満
- [ ] CVA叩打痛
- [ ] 浮腫
- [ ] 皮疹

天沢が研修医時代に感じたこと

腎機能障害と造影剤の関係

　造影剤腎症（CIN）って知っていますか？　定義としては，「造影剤使用後3日以内にCrが0.5 mg/dL以上 or 25％以上増加する」になります．通常は1週間程度で回復すると言われていますが，中には不可逆的になってしまうものもあるため，なかなか侮れません．造影剤は他にも，アレルギー反応を起こすことで有名ですよね．ですが，単純CTか造影CTかでは得られる情報に圧倒的な差があるのも事実であり，必要なときにはリスクを承知で行う必要があります．

　では，リスクが高いときとはどういうときでしょうか．具体的に挙げると腎機能障害，70歳以上，糖尿病，脱水，心不全，不安定な血行動態，造影剤投与量が150 mL以上，腎機能障害を起こしやすい薬剤（NSAIDsや抗菌薬など）を使用中，などです．健常人であればCINになる可能性は1～2％と低いですが，例えばCr＞1.5 mg/dLの人だと20～30％と非常に高い確率になります．そのため，リスクの高い人には3日後の採血と予防処置が推奨されています．

　予防処置はいろいろ言われていますが，今のところエビデンスがしっかりあるのは輸液負荷のみ．具体的には，0.9％生理食塩水を検査施行6時間前から施行6時間後まで1 mL/kg/hrでの輸液が望ましいとされます．大雑把に覚えておくなら検査前後で1～2本点滴を落とすという感じです．ただ，時間の制約上，救急外来ではなかなかできないのも現実ですよね．そんなときには，重曹を使うという裏技があります．具体的な使用方法は8.4％メイロン® 20 mLに5％ TZを

100 mL 加えて，1.4％メイロン® 120 mL を作ります．これを検査施行1時間前から3 mL/kg/hr で落とせばOK．終了後はやはり0.9％生理食塩水を1 mL/kg/hr で4～6時間程度負荷することが望ましいのですが，検査はすぐにできるので大きな時間の節約になるでしょう．

　ちなみに，造影剤の使用そのものが禁忌となる場合をお話ししておきます．腎機能障害ならeGFR＜45未満では予防処置をすればOKですが，30未満は原則施行しないことが推奨されています．他には造影剤のアレルギー歴，喘息の既往（無治療かつ5年以上無症状ならOK），重篤な臓器障害（肝，腎，心，甲状腺など），褐色細胞腫，重症筋無力症なども禁忌とされていますね．

最後によく質問されること5つにお答えしておきます．
Q1）重篤な副作用の頻度は？　A1）1～10万人に1人くらい．多くは20分以内に発症．
Q2）造影剤の限界量は？　A2）5 × BW/Cr（ただし，上辺はMAX 300）．
Q3）食事や水分はどうすれば？　A3）胆嚢を評価する場合は食事を3h控えておくくらい．水分は積極的に摂取！
Q4）ビグアナイド系は中止？　A4）施行後48時間は中止が望ましい．
Q5）授乳はどうすれば？　A5）移行率は1％以下でリスクは低い．心配なら48時間中止＋搾乳を．

25 肝機能障害

主な検査
should 採血（＋凝固，感染症），腹部エコー
rarely 内視鏡，dynamic CT，腹水穿刺，血液培養

急性肝障害の鑑別
①**感染性**
②**薬剤性**
③**虚血性**

検査値での鑑別（肝疾患以外）
AST：**心疾患**，**筋疾患**（PMR，PM/DM，横紋筋融解症），**溶血**，運動
ALT：**骨疾患**，甲状腺機能亢進症，妊娠，運動
LDH：心疾患，筋疾患，血液疾患，腎疾患，**悪性腫瘍**
T-Bil：**胆道系疾患**，**敗血症**，溶血
ALP：**胆道系疾患**，**骨疾患**，甲状腺機能亢進症，副甲状腺機能亢進症，慢性腎不全，潰瘍性大腸炎，悪性腫瘍，妊娠後期，食後
γ-GTP：**胆道系疾患**，**アルコール**，膵疾患，腎不全，心不全，COPD，糖尿病，薬剤（ステロイド，抗精神病薬，抗てんかん薬など）
PT：**抗凝固薬内服中**，抗菌薬長期使用（Vit. K↓）
Alb：**炎症性疾患（敗血症など）**，**低栄養**，**多量の胸水・腹水**，ネフローゼ症候群，蛋白漏出性胃腸症，甲状腺機能亢進症，熱傷，輸液希釈
ChE：（↑）糖尿病，ネフローゼ症候群，甲状腺機能亢進症
　　　（↓）**低栄養**，**有機リン中毒**
T-Cho：（↑）肥満，ネフローゼ症候群，甲状腺機能低下症
　　　　（↓）**低栄養**，甲状腺機能亢進症
※他にCK，MCVなどと合わせて考えると鑑別しやすい．

※胆道系疾患について ALP は感度が高く，T-Bil は特異度が高い．

Child-Pugh 分類

T-Bil：2.0〜3.0 mg/dL

Alb：3.0〜3.5 g/dL

PT 活性：40〜70％

腹水：コントロール容易

肝性脳症：軽微

※上記なら 2 点．上記よりもよい（ない）なら 1 点，悪ければ 3 点．
※（5〜6 点）Grade A，（7〜9 点）Grade B，（10〜15 点）Grade C

初期対応

肝炎：安静，絶食・輸液，原因治療（被疑薬の中止など）

肝性脳症：上記＋アルギメート® 200 mL ＋モニラック® 12 g TID（※予防に KM 0.5g BID も使用可）

SBP：CTX 2 g q8hr

※肝硬変ではグリコーゲン貯蔵量が低いため，就寝前にアミノレバン®（210 kcal）などの LES 食で低血糖を予防することも検討しよう！

慢性肝障害の鑑別（ABCDEFGHIJ）

A IH/**A**myloidosis：自己免疫性肝炎，アミロイドーシス

B 型肝炎：HBV ＋

C 型肝炎：HCV ＋

Drug：薬剤性肝障害

Ethanol：アルコール性肝障害

Fatty：脂肪肝，NASH

Growth：腫瘍

Hemodynamic：うっ血肝

Inherited：遺伝性（ヘモクロマトーシス，Wilson 病など）

Juice：胆汁うっ滞（閉塞性黄疸，PBC，PSC など）

慢性期の主な合併症

食道静脈瘤，肝細胞癌，LES（空腹時低血糖・食後高血糖），SBP

Amasawa's advice

❶ AST・ALT が 4 ケタのときは急性肝障害でほぼ決まり．特に PT 活性が 40％以下なら劇症型を考慮し即コンサルト！
❷ 慢性肝炎では低タンパク食（1.2 g/kg/ 日以下）・低塩分食（5〜7 g/日以下）にしないと腹水・肝性脳症が出現して驚くことになるかも．
❸ ALT のほうが半減期は長い（AST 半日，ALT 2 日）ため，peak-out したときには ALT 優位になるはず．また，虚血性肝炎（shock liver やうっ血肝）では基本的に LDH 高値を伴う．

カルテチェックリスト

肝機能障害

病歴
- [ ] 食事歴(特に生牡蠣,猪や鹿肉,きのこなど)
- [ ] 輸血歴
- [ ] 性交歴(風俗の利用など)
- [ ] 海外渡航歴
- [ ] 新しく始めた薬剤
- [ ] 飲酒歴(量や頻度など),薬物乱用
- [ ] 便秘気味か
- [ ] 最後に内視鏡検査をいつ受けたか

ROS
- [ ] 発熱
- [ ] 意識障害
- [ ] 腹痛
- [ ] 吐血
- [ ] 黒色便・血便
- [ ] 下痢
- [ ] 嘔吐
- [ ] 関節痛
- [ ] 瘙痒
- [ ] 体重変化

身体所見
- [ ] 黄染
- [ ] 肝性口臭,羽ばたき振戦
- [ ] 脱水所見(口腔内,腋窩,ツルゴールなど)
- [ ] クモ状血管腫,女性化乳房,精巣萎縮,手掌紅斑,腹壁静脈の拡張
- [ ] 筋萎縮
- [ ] 肝脾腫
- [ ] 浮腫
- [ ] 皮疹(指先のばち指,テリー爪も check)

26 低 Na 血症

主な検査
- **should** 採血（＋ Posm，ホルモン），尿検査（Uosm や生化学を含む）
- **sometimes** 胸部 X 線
- **rarely** 頭部 CT，腹部エコー，尿中抗原

まずは 3 つのチェックを
①**浸透圧**チェック：Posm＞270 なら**偽性**疑い！
②**尿比重**チェック：1.003 以下なら**水中毒**か reset osmostat の 2 つ！
③**ホルモン**チェック：**甲状腺機能低下症**と**副腎不全**の 2 つ！

偽性低 Na 血症
（1）高血糖：BS 100 ↑で 2 ↓
（2）高脂血症：TG 500 ↑で 1 ↓
（3）高 TP 血症：TP 1 ↑で 1 ↓
（4）マンニトール・グリセオール
（5）輸液の混入

尿で鑑別！
①**尿中 Na＞40 mEq/L**：細胞外液正常（SIADH，Salt wasting），利尿薬
②**尿中 Na＜20 mEq/L**：細胞外液低下（脱水，熱傷など），細胞外液増加（心不全，肝不全，腎不全など）

身体所見で鑑別！

①水もNaも不足（外液低下）- 頻脈，起立性低血圧，口腔内・腋窩乾燥
　→脱水（下痢，嘔吐，熱傷，利尿薬，低栄養，膵炎，腸閉塞）
②水が多い（外液増加）- 浮腫，胸水，腹水，体重増加
　→心不全，肝不全，腎不全，ネフローゼ症候群，妊娠
③Naのみ不足（外液正常）- 上記の所見なし
　→ SIADH，Salt wasting

低Na血症の補正

急性：1 mEq/L/hr以下で補正する（12 mEq/L/日まで）
慢性：0.5 mEq/L/hr以下で補正する（8 mEq/L/日まで）
※3％食塩水を体重×0.5 mL/hrで使用すると0.5 mEq/L/hrで補正できる．
※3％食塩水は生食400 mL＋10％NaCl 120mL（6 A）で作る．

補正時の注意点3つ

（1）補正開始から2 hごとにNaを測定して補正速度を調整する
（2）Na＞120 mEq/Lもしくは症状消失までが目標となる
（3）症状がなければ慌てて補正は必要なし

SIADHの診断

①血薄尿濃：Posm＜275 mOsm/L，Uosm＞100 mOsm/L
②Na多排泄：尿中Na＞40 mEq/L
③正常3つ：甲状腺・副腎機能正常，1週間以上利尿薬を使用していない
　　　　　　細胞外液正常
※他にBUN＜10 mg/dL，FENa＞1％，FEUN＞55％，生食負荷で改善しない，水制限で改善するなども参考になる．

SIADHの原因

①<u>頭蓋内病変</u>：髄膜炎，脳膿瘍，脳腫瘍，脳血管障害，頭部外傷，水頭症，多発性硬化症
②<u>胸腔内病変</u>：肺小細胞癌，肺炎，肺結核，COPD，喘息，陽圧換気
③<u>薬剤</u>：抗精神病薬，抗うつ薬，抗癌剤，抗けいれん薬，抗菌薬，デスモプレシン，PG製剤

※その他に<u>悪性腫瘍</u>（膵癌，胃癌，大腸癌，悪性リンパ腫など），<u>血管炎</u>，<u>HIV</u>，<u>GBS</u>，<u>手術後</u>，<u>低栄養</u>なども報告がある．

Amasawa's advice

❶ 尿量が保てている前提だが，尿Na＋K＜血清Na＋K（尿にあまり出ていない）ならば改善傾向であるため，軽症なら生理食塩水のみでもOK
❷ 利尿薬とSIADHの鑑別に迷ったら，Kと尿酸値に注目する！利尿薬が原因ならばK補充でNaも元の値に戻るはずだし，尿酸値はSIADHと違って高くなるはず．
❸ 8.4％メイロン®は6％食塩水に相当し，代用になる．
（※Na 1 mEq/mL含有している）

**カルテ
チェックリスト**

低 Na 血症

病歴
- [ ] 精神疾患の有無 (※特に統合失調症，アルコール依存症など)
- [ ] 最近の体重変化
- [ ] 水分摂取量
- [ ] アルコール飲酒歴 (量や頻度など)
- [ ] 尿量
- [ ] 最近始めた薬剤 (特に利尿薬，抗うつ薬)

ROS
- [ ] 意識障害
- [ ] 頭痛
- [ ] 嘔吐
- [ ] 精神異常
- [ ] けいれん
- [ ] 多飲・多尿
- [ ] 浮腫
- [ ] 呼吸困難
- [ ] 下痢

身体所見
- [ ] 脱水所見 (口腔内，腋窩，ツルゴールなど)
- [ ] 眉毛の外側の薄毛
- [ ] 浮腫
- [ ] 神経学的所見

国試で習わない低 Na 血症

① **Reset osmostat**：SIADH の亜系．Na が 125〜135 mEq/L で定常状態になっている（Posm が低くても ADH が出てしまう）．低栄養や利尿薬使用が長く続いた人に多く，循環血漿量低下を伴っているが，病的意義なし（身体が慣れただけ）．

② **Salt wasting**：RSW（Renal Salt Wasting），CSWS（Cerebral Salt Wasting Syndrome），MRHE（Mineralocorticoid-Responsive Hyponatremia of the Elderly）の 3 つに分けられる．
 (1) RSW：腎機能障害によるもの．FENa＞5％．
 (2) CSWS：頭部外傷・脳血管障害後 2〜10 日で起き，スパズムを助長する．BNP 高値が手がかり．1 か月以内に自然治癒する．生食に反応する．
 (3) MRHE：SIADH に類似．加齢により RAA 系に対する反応が悪くなり，代償的に ADH が上昇する．少量のステロイドに反応する．

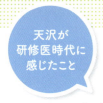

天沢が研修医時代に感じたこと

低Na血症の補正に注意！

　かかりつけじゃない患者さんの場合はリスクが高いといえます．急激に補正してしまうと浸透圧性脱髄症候群（ODS）を生じてしまうのは皆さんご存知でしょう．構音障害，嚥下障害，弛緩性麻痺などを起こし，最悪，昏睡状態に陥ってしまう医原性の中でも，かなりシビアなものです．

　患者さんによっては水制限だけでも急激にNa値が上昇してしまうことがあるため，ときには5％ブドウ糖液で調整を適宜行う必要があります．また，急性発症かどうかの判断が難しいときも多く，その場合は「慢性発症」として1日の補正を制限しておくほうが無難でしょう．

　症状がなければ水制限や経口食塩摂取だけでゆっくり補正してOKです（もちろん，尿検査での判定は必須）．どんな場合でもそうですが，リスクとベネフィットの天秤は常にあるわけで，そこが単純化できないからこそ，私たち「医師」が必要になるのです．コンピューターに任せられるのは，まだまだ先の話になりそうですな（^^）．

27 高 Na 血症

主な検査
should 採血，尿検査
sometimes エコー，頭部 CT/MRI

鑑別
脱水＋Uosm＜600＋UNa＞20：**利尿薬**
脱水＋Uosm＞600＋UNa＜20：腎外からの**水分喪失**
　　　　　　　　　　　　　（嘔吐，下痢など）
細胞外液正常＋Uosm＜300　：**尿崩症**
細胞外液正常＋Uosm＞600　：けいれん，自由水欠乏
浮腫（＋）　　　　　　　　：Na 過剰摂取
　　　　　　　　　　　　　（輸液過多，塩分過剰摂取など）

尿崩症の原因
中枢性：脳外科，手術，頭部外傷，脳腫瘍，髄膜炎・脳炎，特発性
腎性：腎疾患，高 Ca 血症，低 K 血症，炭酸リチウム，妊娠

初期対応
症状なし：適宜飲水
症状あり：5% TZ　体重×4 mL/hr（12 mEq/L/日まで）
慢性発症：5% TZ　体重×1 mL/hr＋3 号液 1～2 L/日（8 mEq/L/日まで）
※細胞外液が不足しているときは乳酸加リンゲル液の投与をまず行う．
※脱水も高 Na 血症も同時に補正したいときは 1 号液を選択する．

補正の計算式

5% TZ 投与の必要量（L）＝ 体重 × 0.6 × $\left(1 - \dfrac{140}{血清Na}\right)$ ・・・①

5% TZ 投与の必要時間（hr）＝（Na－140）× 2 ・・・②

5% TZ 投与速度（mL/hr）＝ ① ÷ ② × 1000

※ただし，実際には不感蒸泄や尿量なども絡んでくるため，安定するまでは 2 h ごとに採血をしながら速度調整をする．

Amasawa's advice

❶補正とともに原因の解除が大切！

❷ほとんどの原因は脱水！

❸ 5% TZ を体重 × 4 mL 投与すると，Na は約 1 mEq/L 低下する．

**カルテ
チェックリスト**

高 Na 血症

病歴
- [ ] 飲水可能か
- [ ] 体重変化
- [ ] OUT 量（嘔吐や下痢の回数，尿量など）
- [ ] 最近開始した薬剤
- [ ] 最近頭をぶつけていないか
- [ ] 最近の食事内容

ROS
- [ ] 意識障害
- [ ] 嘔吐
- [ ] 下痢
- [ ] 多尿
- [ ] 口渇
- [ ] 浮腫
- [ ] 麻痺
- [ ] 発汗
- [ ] 頭痛
- [ ] めまい

身体所見
- [ ] 脱水所見（口腔内，腋窩，ツルゴールなど）
- [ ] 浮腫

28 低K血症

主な検査
should 採血，血ガス，尿検査（特にK，Cl），心電図
sometimes 腹部X線

鑑別
① 尿K < 20 mEq/L かつ TTKG < 2：下痢，嘔吐，IN不足
② 尿K > 20 mEq/L かつ TTKG > 5：原発性アルドステロン症，低Mg血症，Cushing症候群，甲状腺機能亢進症，RTA，Bartter/Gitelman症候群
③ 上記以外：アルカローシス, refeeding症候群, アルコール離脱, 低体温, 巨赤芽球性貧血の治療後すぐ, 白血病, 薬剤（利尿薬，インスリン，甘草，β_2刺激薬，ステロイド，下剤，抗菌薬，抗真菌薬）

TTKGを使ってよい2つの条件
① Uosm > Posm （※しっかりADH分泌があるということ）
② 尿Na > 25 mEq/L （※K輸送には十分なNa排泄が必要なため）
※ TTKG =（尿K/血清K）×（Posm/Uosm）
※つまり，脱水と多尿（薄い尿）のときには使えない．

症状 & 合併症
不整脈，多尿，麻痺性イレウス，筋力低下，消化器症状，横紋筋融解症

心電図変化
T波平坦化，U波出現，偽QT延長

初期対応

軽症：スローケー® 600〜1,200 mg を 1 日 2 回＋野菜・果物摂取

（※グルコン酸カリウム，アスパラカリウムなどでも可）

重症：KCL 20 mEq ＋生食 500 mL を 1 時間かけて投与

（※ ICU レベルなら KCL 20 mEq ＋生食 100 mL でも可）

Mg 補正

- 難治性の低 K 血症では Mg 補正を考慮する
- **マグネゾール® 2 g** を 30 分かけて DIV
- 血圧低下に注意
- 血清 Mg 値で判断せず，重症例では同時に補正を行ってもよい

K 含有量

スローケー®（1 T）：8 mEq
グルコン酸 K（1 T）：5 mEq（≒バナナ 1 本，オレンジジュース 200 mL）
アスパラ K（1 T）：1.8 mEq（≒ PCG 100 万 単位）
昆布茶・ココア（100 mL）：10 mEq

※血清 K が 0.5 mEq/L 低下すると体内では 100 mEq 喪失している．

Amasawa's advice

❶ 低 K 血症ならば基本的に代謝性アルカローシスになるはず．もし，代謝性アシドーシスなら下痢か RTA を考えよう！
❷ pH が 0.1 低下すると，K はおおよそ 0.5 mEq/L 上昇する．
❸ K＜2.5 mEq/L or 症状ありならば重症と判断しよう！

> カルテ
> チェックリスト

低K血症

病歴
- [ ] 急性発症かどうか
- [ ] 普段の食事（量，内容など）
- [ ] 最近始めた薬
- [ ] 暴飲暴食
- [ ] 下痢や嘔吐の回数
- [ ] アルコール依存の既往
- [ ] 普段の血圧

ROS
- [ ] 筋力低下
- [ ] 便秘
- [ ] 多尿
- [ ] 動悸
- [ ] 全身倦怠感
- [ ] 腹痛
- [ ] 嘔吐

身体所見
- [ ] 甲状腺腫大
- [ ] 満月様顔貌，buffalo hump

天沢が研修医時代に感じたこと

低K血症がきっかけで

　肺アスペルギルス症に対しボリコナゾールで治療していた78歳男性．効果不十分であったためアムホテリシンBを追加．翌日から熱は少しずつ落ち着きつつありましたが，「だるい」「便がでない」という訴えがありました．

　主治医は「病気と長期的に闘っているから体力が落ちてきている」と本人に説明．ただ，アムホテリシンBが開始となった直後であったことから，「低K血症の可能性はどうでしょうか？」と提案（著者が研修医の頃）．それに対し，上級医は「食事も10割食べているし，下痢・嘔吐もない．便だって全くでていないわけじゃないから，低K血症は積極的に疑わないね．ま，とりあえず心電図とってみたら？」という返事．

心電図は…N.P（No Problem）．
一応確認のためにこっそり，採血を追加すると…K 2.7 mEq/L．

　心電図変化はありませんでしたが，低K血症の鑑別を開始．他に当てはまるものはなく，ヒストリーと合わせるとやはりアムホテリシンBが濃厚でした．すぐに中止することはできませんでしたが，原疾患が落ち着いたところでアムホテリシンBを終了．その翌日より倦怠感や麻痺性イレウスの症状は改善し，補正も不要となりました．やはり，アムホテリシンBによる低K血症でした．

上級医の反応はというと…「先生のおかげで勉強になったよ！」と大人の対応でした．それからというもの，その上級医からはたくさんの手技を任せてもらえたり，他科ローテート中であってもいつでも気軽に相談できる関係を築くことができました．

　日々の仕事を滞りなく行うことは前提ですが，**信頼関係をいかに築くか**という能力は非常に重要です．経験年数に萎縮せず，**もっている知識をどんどん共有しよう**と積極的になってください．間違えても何も恥ずかしいことはありません．逆にいうと，間違えても恥ずかしくないのはレジデント時代だけです．**レジデントの期間でしかできないこと**は二度と戻ってこない貴重なチャンスです．本当に大切にして欲しいな，と思います．

29 高K血症

主な検査
should 採血，心電図，血ガス（再検）
sometimes 尿検査

やるべきこと
① 偽性の除外
② 心電図で評価（※必ず以前の心電図と比較）
③ 待てるなら鑑別，待てないなら初期対応を優先する

心電図変化
（1）テント状T波
（2）P波消失，徐脈
（3）wide QRS，非特異的ST-T変化，全体的に奇妙な波形

鑑別
① 偽性：溶血，白血球著増（＞5万/μL），血小板著増（＞75万/μL）
② 排泄障害：腎不全，副腎不全，心不全，偽アルドステロン症
③ 細胞外シフト：アシドーシス，横紋筋融解症，腫瘍崩壊症候群，DKA
④ 過剰摂取：輸血，消化管出血，高カロリー輸液，野菜・果物・豆類・海藻・代替塩の過剰摂取
⑤ 薬剤：スピロノラクトン，RAS阻害薬，β遮断薬，NSAIDs，ジギタリス，抗菌薬（PCG，ST合剤など）

初期対応！の前に…

①モニター装着
②除細動器の準備
③血行動態が不安定なときは A-line の準備も

初期対応

① 8.5％カルチコール® 10 mL（1 A）を5分で iv（※ジギタリスには禁忌）
※心電図の改善なければ5分後にもう1A追加．
※重症例では2％塩化カルシウム 20 mL を緩徐に iv．
② GI 療法（50% TZ 40 mL ＋ヒューマリン® R 8 U）を15分かけて
③ β_2 刺激薬吸入（0.5％ベネトリン® 2〜4 mL ＋生食 2 mL）を20分ごとに
④ 8.4％メイロン® 40 mL（2 A）を5分で iv（※自尿あるときのみ）
⑤ フロセミド 20〜100 mg iv（※自尿あるときのみ）
※同時に血液透析の準備も．（※血圧が保てなければ CRRT で）
※原因除去も同時並行で．

その他の治療

*1　ケイキサレート® 5〜10 g TID
*2　Mg 1〜2 g DIV（※血圧低下に注意）
*3　ラクツロース 10〜20 mL TID

TTKG（Trans Tubular K Gradient）

・Uosm ＞ Posm かつ尿 Na ＞ 25 mEq/L が前提条件
・（尿 K/血清 K）×（Posm/Uosm）
・7以下であればアルドステロン不足（薬剤性，副腎不全，糖尿病，RTA Ⅰ型など）を疑う

Amasawa's advice

❶ 上昇する要素がなければ溶血が濃厚！ ただし，腎機能障害がある人では最初から本物と考えておこう（訴えは曖昧なことが多い）！

❷ K は 1 日あたり 40 mEq/日必要（※日本人平均は 55 mEq/日）

❸ 初期対応時は特に投与量・投与速度を意識しよう！

> カルテ
> チェックリスト

高K血症

病歴
- ☐ 果物（バナナ，キウイなど）や野菜（アボカドなど）の摂食歴
- ☐ 最近始めた薬剤
- ☐ インスリンや化学療法歴
- ☐ 透析（普段の施行日，導入年，種類，原因疾患，シャント側）
- ☐ 自尿の有無

ROS
- ☐ 筋力低下　☐ 全身倦怠感　☐ 動悸　☐ 麻痺　☐ 失神
- ☐ 血便　☐ 黒色便　☐ 便秘　☐ 下痢　☐ 嘔吐

天沢が研修医時代に感じたこと

高K血症の対応にご注意を！

　内科的 emergency の1つですね．著者が1番最初に出会ったのは，救急外来で数人並行して診ていた忙しい夜だったと記憶しています．ただでさえ，手が離せないときでしたが，病棟から「先生の担当患者さんが強い倦怠感を訴えています！」と連絡が入りました．2日前からST合剤が始まったのを思い出し採血（＋Vガス）を採ると，「K 8.2 mEq/L！」と表示．心電図をすぐにとるようお願いしました．

　心電図をみるとQRS幅拡大やST-T変化はありませんでしたが，テント状T波とP波消失の所見あり．一応ガスで再検をしつつも，本物の高K血症としてカルチコール®，GIを用意．ここまでは今振り返ってみても，研修医1年目にしては手際よくできたんじゃない？と我ながら思います（笑）．が，問題はここからです．

　用意をしている間に病棟当直医が駆けつけてくれて，「先生グッドな対応だね！あと β_2-stimulate 吸入も準備して」と指示をくれました．そして，用意しておいた薬剤を当直医が投与してくれました．そのときに，冷汗が止まりませんでした．

　なぜか？…患者さんが悪化したわけではありません．実はですね……．投与量と投与速度を全く把握していなかったのです．高K血症の治療薬剤については頭の中で整理されていましたが，それの「使い方」を全く知らなかったわけです．おそらく，当直医があのタイミ

ングで来てくれなければ，カルチコールやGIを**ゆっくり**投与せず，**びゅっと一気に入れていた**ことでしょう．オソロシヤ((((;゚Д゚)))).

　使ったことのない薬剤は特にですが，用量，投与経路，副作用，禁忌事項など**必ず調べてから使用するべき**です．そして，emergencyな対応時に使う薬剤については，**あらかじめこれらを頭の中にインプットしておくべき**です．え？　それについては何で勉強すればいいって??…今読んでいるじゃないですか！（笑）．

　一応，研修医の先生向けに作成していますが，かなりハイレベルな内容も含まれていることにお気づきでしょうか？　**本書を何度も読み返してフィードバックを重ねることで，レベルの高い診療（もちろんcommonな診療も）が自然と身につく**と思います！　本書と一緒に皆さんが成長していってくれたら，著者冥利に尽き，この上ない喜びです．

30 高 Ca 血症

主な検査
- **should** 採血（＋iPTH）
- **sometimes** 尿検査（特に Ca），心電図，胸部 X 線

鑑別（iPTH ↓）
① **PTHrP ↑**：肺扁平上皮癌，腎細胞癌，悪性リンパ腫，乳癌，ATL
② **Vit. D ↑**：サルコイドーシス，結核，悪性リンパ腫，ビタミン D 中毒
③ **上記なし**：脱水，骨転移（肺癌・乳癌・前立腺癌など），多発性骨髄腫，副腎不全，甲状腺機能亢進症，褐色細胞腫，先端巨大症，サイアザイド系，炭酸リチウム，ビタミン A 中毒，長期臥床

鑑別（iPTH → or ↑）
尿 Ca＞200 mg/日：副甲状腺機能亢進症
尿 Ca＜200 mg/日：家族性低 Ca 尿性高 Ca 血症

症状 & 合併症
① **中枢神経**：意識障害，筋力低下，精神異常
② **腎**：腎性尿崩症（口渇，多飲・多尿），尿路結石，腎機能障害
③ **消化器**：便秘，悪心・嘔吐，食思不振，消化管潰瘍，膵炎
※その他に高血圧，不整脈，骨・関節痛，骨粗鬆症，瘙痒，結膜炎など．

血ガス（iCa）の正常値
4.0〜5.6 mg/dL，2.0〜2.8 mEq/L，1.0〜1.4 mmol/L（※単位注意！）

初期対応

① **生食**：200〜300 mL/hr（2〜4 L/日）．尿量100〜200 mL/hrを維持する．
② **カルシトニン**：エルシトニン® 40 U im q12hr 3日間．
　　　　　　　　数時間で効いてくるが，24 h後のリバウンドも多い．
③ **ステロイド**：ヒドロコルチゾン100〜150 mg iv q12hr 3日間．
　　　　　　　多発性骨髄腫で有効．
④ **ビスホスホネート**：ゾメタ® 4 mg＋生食100 mLを15分かけてDIV．
　　　　　　　　　　2〜3日しないと効果は出ない．
　　　　　　　　　　悪性腫瘍が原因のときに有用．
⑤ **フロセミド**：フロセミド20〜40 mgを2〜4 hごと．エビデンスなし．
　　　　　　　脱水を補正しなければ使ってはいけない．

※ Ca ≧ 14 mg/dL もしくは症状あり（Ca ≧ 12 mg/dL）ならば治療を行う．

Amasawa's advice

❶ 乳酸リンゲル液などCa含有製剤は使用しないようにしよう．
❷ 補正するとK・Mgが低下することがあるため，フォローは必須！
❸ 約90％が悪性腫瘍か副甲状腺機能亢進症が原因．

**カルテ
チェックリスト**

高 Ca 血症

病歴
- ☐ 悪性腫瘍の既往
- ☐ 尿路結石の既往
- ☐ 1日尿量と回数
- ☐ 最近始めた薬剤

ROS
- ☐ 意識障害　☐ 精神異常　☐ 発熱　☐ 便秘　☐ 嘔吐
- ☐ 筋力低下　☐ 腹痛　☐ 口渇　☐ 多飲　☐ 瘙痒

身体所見
- ☐ 脱水所見（口腔内，腋窩，ツルゴールなど）

低 Ca 血症の鑑別

① **腎機能障害**：CKD
② P < 3.5 mg/dL：ビタミン D 不足（くる病，低栄養，吸収不良症候群）
③ P > 3.5 mg/dL：低 Mg 血症，副甲状腺機能低下症，横紋筋融解症
※他に膵炎，感染症，悪性腫瘍，利尿薬，過剰輸液など
※偽性：低 Alb 血症，大量輸血，過換気症候群

高Ca血症 + αの話

　ここまで，Na，K，Caと電解質をみてきましたが，他に重要な電解質として「Mg」や「P」があります．Mgも不整脈の原因になったり，他の電解質異常（特にK，Ca）に合併したりと重要な電解質ですが，ここでは「P」について少し掘り下げたいと思います．

　「P」を測定する状況としては，主に①腎機能障害，②低栄養，③代謝異常あり（特にK，Caなど）の3つが挙げられます．臨床で問題となる多くは①②であり，①であれば高P血症を，②であれば低P血症を起こすことで有名です．逆に言ってしまえば，高P血症をみたらCKD，低P血症をみたら低栄養をまず考えるべきとも言えます．もちろん，それらの背景に何があったか（例えば前者ならばPのintakeが多くなるような食事の変化はなかったか，後者ならばなぜ低栄養になっているのか）を考える必要はありますし，①②の他の鑑別として高P血症なら横紋筋融解症，腫瘍崩壊症候群，副甲状腺機能低下症，アシドーシスなど，低P血症なら副甲状腺機能亢進症，Vit. D欠乏，制酸薬，Fanconi症候群など，稀なものも考えることを忘れてはいけません．

　さて，Pの生理学について簡単におさらいしておきましょう．Pが上昇するとPTHが分泌され，Vit. DやFGF23が活性化し，P排泄を促します．このどこかに異常が起きる（多くはCKDによるVit. D不足）と高P血症になり，治療はVit. D補充やP吸着剤になります．

P吸着薬のうち，炭酸カルシウムやセベラマー塩酸塩はCaを上げつつPを下げるものですが，便秘の副作用が問題になります．便秘を起こしたくなければキックリン®，Caを上げたくなければホスレノール®，鉄欠乏性貧血があればリオナ®など細かな使い分けはありますが，やや専門的でしょう．

　続いて，低P血症についてですが，そもそもPが少なくなると**細胞傷害**を起こしてしまいます．特にATPを多く使う**筋**の障害が多く，横紋筋なら横紋筋融解症や呼吸筋麻痺，心筋なら心不全や不整脈，平滑筋ならイレウスなどの症状が起こることも，機序を考えれば納得ですね．これらの症状がある，もしくはP＜1.5 mg/dLと高度に低下しているときは，P補充，Vit. D製剤（ロカルトロール®など），ジピリダモール（ペルサンチン®）を使います．注意して欲しいのはP 1.5～2.5 mg/dLと低下が軽度の場合．このとき，**重症患者さん（特に挿管されている人）以外では安易に補正しない**ことが大切です．なぜなら，生理的に朝は低い，食事の影響が大きい，血清P濃度は体内のP総量を必ずしも正しく反映しないからという複合的なerrorがあるからです．また，Pが高くなり過ぎるとCaが下がり，**異所性石灰化（→動脈硬化，関節痛）**の原因にもなってしまいます．

　「P」や「Mg」は腎臓内科医や救命救急医の分野と考えがちですが，医師全員が知っておくべき必須の知識と言えるでしょう．

31 頭部外傷（軽症）

主な検査
- **should** 頭部 CT
- **sometimes** 頭部 X 線（正面，側面，タウン）
- **rarely** 頭部 MRI/MRA

頭部 CT の適応
- 60 歳以上
- 頻回嘔吐，増強する頭痛，意識障害，意識消失，健忘，けいれん
- 皮下出血（前額部以外）
- 頭蓋底骨折の疑い
- 受傷機転不明
- 多発外傷
- 病歴の信憑性が低い（虐待，アルコール，中毒など）
- 出血傾向（ワルファリン内服中など）
- 神経学的所見あり

赤ちゃんに CT を撮るとき
① ミダゾラム 0.2〜0.5 mg/kg を鼻孔・頬粘膜に
② ケタミン 3〜4 mg/kg を筋注
③ トリクロリールシロップ® 20〜80 mg/kg（2 g まで）を内服

創部への対応
洗浄＋ステープラ

※縫合するなら 4-0 ナイロン（黒色以外）で．
※気脳症があれば CTRX などの予防的抗菌薬の適応であるが，不要という意見も多い．

帰宅できる 5 つの OK サイン

①<u>意識</u> OK
②<u>受傷機転</u> OK
③<u>画像</u> OK
④<u>止血</u> OK
⑤<u>本人・家族</u> OK

※ CSDH のリスクは必ず説明すること．また，硬膜下水腫の所見があれば<u>五苓散</u>の処方を検討．

脳震盪のドクターストップ

15 分以上症状が持続 or 2 回目以上 or 意識消失あり
→段階的競技復帰（GRTP）を．最低でも 1 週間は運動禁止．医師によって管理できない場合は最低でも 3 週間の運動禁止を！

Amasawa's advice

❶ 少しでも頸部が怪しいと思ったら，頸椎保護（カラー）をして頸部 CT も合わせて撮ろう！
❷ 原因がハッキリしないときは失神に準じた精査をすべし！
❸ 最低 24 時間は症状の変化がないか，周囲の人に観察してもらうようにし，症状変化があればすぐに医療機関受診をしてもらおう！

カルテチェックリスト

頭部外傷（軽症）

病歴
- [ ] なぜ受傷したのか
- [ ] 直前に何をしていたか
- [ ] 目撃者の有無
- [ ] 抗血小板薬や抗凝固薬の内服歴
- [ ] 直前に内服した薬（特に眠剤や抗ヒスタミン薬など）
- [ ] 飲酒歴（量や頻度など）

ROS
- [ ] 意識障害
- [ ] 意識消失
- [ ] 脱力
- [ ] 健忘
- [ ] 複視
- [ ] 頭痛
- [ ] 頸部痛
- [ ] 嘔吐
- [ ] 麻痺
- [ ] しびれ

身体所見
- [ ] 脳ヘルニア徴候（瞳孔不同，片麻痺，Cushing現象）
- [ ] 頭蓋底骨折の所見（パンダの目，鼓膜内出血，battle sign，髄液漏）
- [ ] 皮下出血
- [ ] 神経学的所見
- [ ] 創の深さや大きさ
- [ ] 他に外傷部位がないか

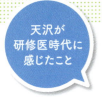
天沢が研修医時代に感じたこと

頭部外傷と被曝について

「CTってどれくらい被曝するんですか？」
「1週間前に撮ったばかりですが，何回も撮っていいんですか？」
「赤ちゃんがお腹の中にいたら検査は受けられないんですか？」

皆さんの中に上記のような質問をされて，受け答えに困った経験がある方はいますでしょうか？

"放射線の被曝" について心配される患者さんはそれなりにいます．「必要だから検査をオーダーしているのに…」と腐らず，しっかり根拠をもってリスク説明することが望ましいですね．奥が深く議論のつきない分野ですが，せめて患者さんが知りたがる情報くらいは言えるようにしておきましょう．

まず，被曝量について．自然被曝量は日本の平均が **2.1 mSv/年**，世界の平均が **2.4 mSv/年** と言われています．胸部X線は **0.05～0.1 mSv**．腹部X線（KUB）はそれの約10倍である **0.5～1.0 mSv** になります．CTについては機種によって多少異なりますが，**頭部が2 mSv，頸部が7 mSv，胸部が6 mSv，腹部が9 mSv，骨盤が5 mSv**，あたりが目安となります．やはり，CTの被曝量はなかなか侮れません．

さて，続いて気になるのがどのくらいまで許容されるのかというこ

と．一応，**100 mSv以下であればほとんど危険はない**と言われています．わかっているのは，**100 mSv浴びることで癌による死亡率が0.5％上昇**するというデータがあるくらいです．これを多いと捉えるか少ないと捉えるかは個人の考え方によるでしょうが，一応100 mSv以下は低リスクという見解になっているわけです．

 では100 mSv以下であれば絶対安全かというと，**正直よくわからない**，というのが今の結論です．少ない放射線被曝量がどの程度影響するのか，というデータを出すことはすごく難しいのです（当たり前っちゃ当たり前ですが）．だから，医師としては「絶対に大丈夫」と言い切れないのが辛いところですね．ま，そんなことを言い始めたら"医療"を提供することは不可能になるでしょう．手技だって，薬だって，手術だって，リスクゼロというのはありえないわけですから．

 昔は，riskとbenefitの判断を我々プロに任されていたわけですが，今は患者さんが判断する時代になりました（良くも悪くも）．ん～実際には説明されても難しいと思うけどなぁ．皆さんも，税金とか法律とかの判断をご自身で判断してください（自己責任で！）って言われても戸惑いませんか？　…ま，それはさておき，次はこどもの被曝についてお話したいと思います．頁を改めましょう．

32 創傷

主な検査
- **should** 特になし（！）
- **sometimes** X線，培養（膿があれば）
- **rarely** 採血（＋凝固），CT

初期対応
①**局所麻酔**〔1%キシロカインを創の長さ（cm）× 2 mL〕
②**水道水**（or生食）で，少し圧をかけながら洗浄＆ブラッシング
③必要なら**ナイロン（非吸収糸）4-0**（顔・指先は5-0）で表皮縫合
④**ワセリン**（orゲンタシン® 軟膏）を塗付し，**ガーゼ保護**
⑤適応があれば**破傷風ワクチン**や**抗菌薬**（CEX など）も忘れない

縫合の注意点
・きつく縛らずに寄せるだけ
・死腔を作らない（※大きい創ならペンローズドレーン留置）
・異物を残さない（※疑わしければX線3方向で精査）
・皮膚欠損が強い場合は無理に縫合しない
・真皮縫合は熟練者立ち会いの下でなければ行わない
・挫滅が著しいときは周囲のデブリードマンを行ってから縫合する
・縫合しないときは，創を生食でwetにし，乾いたガーゼで保護する．ただし，原則毎日の包交が必要となる．

救急外来で使える道具たち

ステリストリップ：縫合の代わりになるテープ状のもの（特に顔面）
ステープラ：縫合の代わりになるホッチキス状のもの（特に頭部）
カルトスタット®：止血に使えるシート状のもの
デュオアクティブ®：湿潤環境を保つシート状のもの
トレックス®：非固着性で剥がすときに痛くないよう保つ被覆材

破傷風トキソイドの適応

前回の予防接種から5年以内：不要
前回の予防接種から5〜10年：汚染創なら必要
前回の予防接種から10年以上・不明：必要
※ひどい汚染創であれば破傷風グロブリンも必要となる．

専門医を呼ぶべきもの

① 汚染が強い創（特に開放創）
② 発症から6時間以上過ぎた創
③ 神経・血管・腱損傷あり
④ No man's land
⑤ 眼周囲や関節周囲

レジデントが覚えておくべき軟膏

ワセリン：保湿，保護
ゲンタシン®：感染創または感染予防
亜鉛華：小児の湿疹・熱傷（おむつ皮膚炎など）
アズノール®：浅いびらん・熱傷
ゲーベン®：壊死組織のついた潰瘍
ステロイド：湿疹，皮膚炎，浅い熱傷
レスタミンコーワ®：かゆみ
ケナログ®：口内炎

ステロイドのランク

5（strongest）：デルモベート，ジフラール，ダイアコート，ソルベガ
4（very strong）：アンテベート，トプシム，マイザー，フルメタ，リンデロン DP，ネリゾナ，パンデル，ビスダーム
3（strong）：リンデロン VG，エクラー，ザルックス，フルコート，メサデルム
2（medium）：キンダベート，リドメックス，ロコイド，ケナコルト A，アルメタ，レダコート，オイラゾン D
1（week）：プレドニゾロン
※すべて商品名

Amasawa's advice

❶ 明らかな感染があるとき以外，消毒・抗菌薬は基本的に不要！予防的抗菌薬は出すとしても 3 日分だけで OK．
❷ 止血が得られにくければ，駆血帯などで血流を一時的に遮断し，処置を行う（特に指先の縫合に便利！）．
❸ 1 週間が抜糸の目安となるが，翌日必ず整形外科・形成外科・脳神経外科などの専門医フォローにしよう！

カルテ
チェックリスト

創傷

病歴
- ☐ ケガをした具体的な状況
- ☐ 汚染されたエピソードの有無
- ☐ 抗血小板薬や抗凝固薬の内服歴
- ☐ 麻酔のアレルギー（歯科麻酔など）
- ☐ 破傷風ワクチン接種歴

ROS
- ☐ 発熱　☐ 悪寒・戦慄　☐ 麻痺　☐ しびれ

身体所見
- ☐ パッと見た創部の深さ
- ☐ 神経・血行障害
- ☐ 腱損傷
- ☐ 異物
- ☐ 可動の可否

創部処置の書き方

施行者：天沢　**場所**：救急外来

　前腕背側の創部を 1% キシロカイン 6 mL で局所麻酔し，水道水と歯ブラシで洗浄し，創部をよく観察した．明らかな異物は認めなかった．

　創部は皮下組織まで達する約 3 cm 程度の挫創であり，4-0 ナイロンで 4 針縫合し，止血を確認した後にワセリン塗付．その後，ガーゼ保護とした．

　破傷風の適応基準にはあてはまらなかったため施行せず．創部からの出血や感染徴候（発熱，疼痛増悪など）があれば再度受診いただくよう説明．また，翌日当院整形外科でのフォローを指示した．

33 動物咬傷

主な検査
- **should** 特になし（！）
- **sometimes** 培養
- **rarely** X線，CT

初期対応
①血管・神経障害をチェック！
②局所麻酔
③石鹸＋水道水/生食（1L以上）＋ブラッシング（or デブリードマン）
④（縫合）＋ワセリン（or ゲンタシン®軟膏）塗付
⑤破傷風予防（＋抗菌薬）

局所麻酔の注意点
- 26Gくらいのなるべく細い針を使う
- 創縁内側から刺入する
- 中枢側から刺入する
- 十分麻酔が効くまで待つ
- 指ブロックはMP関節掌側中央に皮下注1回でOK

処方
①オーグメンチン250 mg ＋サワシリン250 mg TID（※3日分）
②カロナール300 mg 頓用
③ワセリン（or ゲンタシン軟膏）

猫咬症による感染の原因菌

1日以内に腫れた：パスチューラ
2〜3日後に腫れた：黄色ブドウ球菌＋嫌気性菌
3日以降に腫れた：バルトネラ菌（猫ひっかき病）

 Amasawa's advice

❶ 感染を起こす可能性があることをきちんと説明しておく（特に8h以上経過している場合）．
❷ 人咬傷は必ず整形外科コンサルトを！
❸ きれいに洗浄できれば縫合してもOK．感染率は変わらず，早く治すことができる．

カルテ　チェックリスト

動物咬傷

病歴
- ☐ 噛まれた状況
- ☐ 噛まれた時刻
- ☐ 噛んだ側の種類（ヒト，猫，犬，蛇など）
- ☐ 抗血小板薬や抗凝固薬の内服歴
- ☐ 麻酔のアレルギー
- ☐ 破傷風ワクチン接種歴

ROS
- ☐ 発熱　☐ 悪寒・戦慄　☐ 麻痺　☐ しびれ

身体所見
- ☐ 所属するリンパ節腫大
- ☐ 他に噛まれた箇所がないか
- ☐ 神経・血行障害

34 骨折

主な検査
`should` X線
`sometimes` CT/MRI
`rarely` FAST（エコー），関節穿刺，採血（ope用），直腸診，培養

骨折の注意点10か条
①神経・血管障害の合併や開放骨折があればすぐにコンサルト
②X線よりも理学所見を大切にする
③X線でわからない骨折もあるため，断定した説明をしない
④fad pad sign を見逃さない
⑤大腿骨頸部骨折の有無を歩行の可否で判断しない
⑥包帯は末梢から中枢にかけて半分ずつ重なるように巻く
⑦松葉杖は猫背にならないように適切な高さのものを選ぶ
⑧お風呂は2，3日控える（シャワーは翌日よりOK）
⑨手術が必要かどうか必ず専門医の意見をきく
⑩なぜ転倒したかをハッキリさせる

部位ごとにおける特殊な撮影方法
頭蓋骨骨折：タウン
顔面骨折：ウォータース
下顎骨骨折：パノラマ
環軸椎骨折：開口位正面
肩甲骨骨折/肩峰骨折/上腕骨折：scapula Y
骨盤骨折：骨盤 Inlet・Outlet
膝蓋骨骨折：スカイライン
踵骨骨折：踵骨軸位

骨折部位における出血予想量（mL）

骨盤（2,000），大腿骨（1,000），脛骨（500），上腕骨（250），肋骨（125）
→骨盤骨折では骨盤X線・造影CTを忘れずに！

病歴から推測する骨折

投球すると肘が痛い：離断性骨軟骨炎
殴ったら手が痛い：Boxer's fracture，中手骨基部骨折
走ったら足が痛い：中足骨疲労骨折
ひねった足首が痛い：足関節内果骨折，足関節外果骨折
転倒して首が痛い：頸椎骨折
転倒して手が痛い：橈骨遠位端骨折，舟状骨骨折
転倒して肘が痛い：肘頭骨折，上腕骨顆上骨折，上腕骨外顆骨折
転倒して肩が痛い：上腕骨頸部骨折，鎖骨骨折，肩甲骨骨折
転倒して膝が痛い：膝蓋骨骨折，脛骨骨折，大腿骨骨折
転倒して足が痛い：踵骨骨折，脛骨高原骨折
高齢者の転倒：腰椎圧迫骨折，大腿骨頸部骨折，上腕骨頸部骨折，恥骨・
　　　　　　　坐骨骨折，肋骨骨折，橈骨遠位端骨折

通常の固定以外の対応

指：アルフェンスシーネ固定，バディテープ固定
鎖骨：クラビクルバンド（※遠位端なら三角巾＆バストバンド固定）
肋骨：バストバンド固定
下肢骨：オルソグラス固定，松葉杖
※保存療法の場合は鎮痛薬を処方すると共にRICEを指示する．

RICE

Rest：2関節シーネ固定で安静（※骨折以外は1関節固定で可）
Icing：タオルにくるんだアイスバッグで冷却
Compression：弾性包帯で圧迫
Elavation：心臓より高い位置に挙上（※特に寝るとき）

小児の骨折

- 基本的に全例コンサルト
- 左右差の比較が大切であるため，健側のX線も撮る
- 特に若木骨折と骨端線離開の見逃しに注意
- 可動良好であれば骨折の可能性は低い

主な合併症

感染，血管損傷，神経損傷，コンパートメント症候群，脱臼

Amasawa's advice

❶ X線をみて安心するのがアマ，安心しないのがプロ．
❷ 理学所見で受傷部位を明確にしてからX線へ．
❸ 必ず翌日に整形外科を受診してもらうようにしよう！

カルテチェックリスト

骨折

病歴
- [ ] なぜ受傷したか
- [ ] 動かせるか（歩行できるか）
- [ ] last meal

ROS
- [ ] 発熱
- [ ] 麻痺
- [ ] しびれ
- [ ] 失神
- [ ] 嘔吐

身体所見
- [ ] 圧痛や腫脹の有無
- [ ] 可動域
- [ ] 開放骨折か
- [ ] 汚染創か
- [ ] 運動・感覚障害

35 アナフィラキシー

主な検査
should 特になし（！）

症状・身体所見から見極めよう！

皮疹（蕁麻疹，紅斑，血管性浮腫など）

＋

Airway：喉頭浮腫，咽頭違和感，stridor
Breathing：喘鳴，呼吸困難，wheezes
Circulation：血圧低下
Diarrhea：腸管浮腫（下痢，腹痛）

初期対応

① **アドレナリン**：ボスミン® 0.3 mg（小児は 0.01 mg/kg）を大腿外側広筋に筋注．10分で効果判定し，効果がなければもう1回．それでも効果がなければグルカゴン 1 mg iv する（5分間隔で5回まで）．ボスミン 0.1 mg iv という裏技もあり

② **H_1 & H_2 ブロッカー**：ポララミン® 5 mg & ファモチジン 20 mg

③ **ステロイド**：mPSL 80〜125 mg（1〜2 mg/kg）を生食 50 mL に入れて DIV．PSL 1 mg/kg でも可．コハク酸アレルギーを考慮すればリンデロン or デカドロン 4〜8 mg で

④ **輸液**：ショック状態なら乳酸リンゲル液 1 L を全開（＋下肢挙上）

⑤ **$β_2$ 刺激薬**：ベネトリン® 0.5 mL（＋生食 2 mL）を吸入

主な原因

食物，薬（抗菌薬，NSAIDs，麻酔薬など），造影剤，蜂，ワクチン

食物アレルギー

- 乳製品，卵，大豆，ピーナッツ，小麦，甲殻類が代表的
- ラテックスアレルギーがある人はバナナ，アボカド，キウイに注意
- 食後の運動で誘発されるアレルギー反応をFDEIAといい，食後おおよそ1〜2時間で生じる．約80％は小麦と甲殻類が原因

ヒスタミン中毒（scombroid中毒）

- 魚全般なんでもあり（特にサバ）
- ハムや鶏肉でも起こりうる
- 熱で分解されない
- 部位によって含有量が違うため，食べた人全員がなるわけではない
- アレルギーではない（※今後食べるのを控える必要なし！）

Amasawa's advice

❶ 10〜20％は二峰性の経過をたどる．二度目に喉頭浮腫など重症化してしまうことがあるため，アナフィラキシー（特に食物性）がたとえ落ち着いたとしても，24時間の経過観察入院が望ましい．
❷ 蕁麻疹のみでもpeak outしていなければ安易に帰宅させない！
❸ エピペン®を処方するためには所定の講習を受ける必要がある．

カルテ チェックリスト

アナフィラキシー

病歴
- ☐ 思い当たる原因（特に食物や薬）
- ☐ 魚（特にサバ）や肉を1日以内に食べていないか
- ☐ 発症からの症状・皮疹の変化
- ☐ 以前にも同じことがあったか
- ☐ アスピリン喘息や心疾患の既往ないか

ROS
- ☐ 発熱　☐ 呼吸困難　☐ 流涎　☐ 嚥下困難　☐ 声変わり
- ☐ 腹痛　☐ 下痢　☐ 嘔吐　☐ 意識障害　☐ 乏尿

身体所見
- ☐ 粘膜疹（眼，口腔内，外陰部）
- ☐ ラ音（stridor, wheezes）
- ☐ 腸雑音
- ☐ 皮疹の範囲

天沢が研修医時代に感じたこと

アナフィラキシーは早期治療介入が鍵！

　25歳男性．海老ラーメンを食べた直後に皮疹が出現して来院．バイタルは異常なし．first touch を行い，ABCD 症状を確認．ショックに至っているわけではありませんでしたが，頻回の嘔吐あり．皮疹は全身に広がる膨疹であり，アナフィラキシー疑いですぐに上級医コンサルト．

　ボスミン® などを準備し上級医を待ちましたが，なかなか来てくれません．再度電話で確認すると「それ，ただの蕁麻疹でしょ．抗ヒスタミン薬出して帰しておいてよ」との返事．「マジか」と思いましたが経験も浅かったため，とりあえず抗ヒスタミン薬を内服してもらうことに．

　その後も患者さんは「嘔吐がつらい」と言っており，皮疹も peak out せずむしろ拡がってきていたため，念のため観察室で経過をみることに．患者さんの様子をちょこちょこ見に行き，バイタル異常こそなかったものの，やはり嘔吐が続いていて，つらそうでした．

　やっぱりこれはアナフィラキシーなんじゃないか？ と思い，再度上級医にコンサルト．ようやく来てくれることになりました．…が，私のところにきて「先生さぁ，こんなことで夜中に呼ばないでよ」と患者さんを診察せずに叱責だけして帰っていきました．心の中では「自分にもっと経験があれば，こっちだってあんたなんかに頼りたくない

わ」と反発しましたが，実力不足は否めないので何も言えずに終わりました．

……なんて，簡単に折れる天沢ではありません（笑）．

　仲良くしてくださっていた救命科の先生にこっそりコンサルト．すぐに診察をしてくれて，アナフィラキシーの診断となりました．ボスミン®を投与し，10分後には嘔吐・皮疹ともに消失．最初に相談した上級医がなぜ大丈夫と判断したかは未だに不明ですが，もしかしたら軽症だと判断したのかもしれません．つまり，下痢や腹痛の症状がないため，ボスミンの適応ではないと教科書通りに判断した……という可能性です．真意はわかりませんよ（^^;）．ですが，患者さんを診ずに方針を決めるというのは，絶対にやってはいけないことだとその一件で再認識させられました．

　たとえ，教科書的な対応としては100％間違いでないにしても，患者さんが発症直後からひどくなってきていることを診れば，十分にred flagであり，できるだけ早い段階での処置が望ましいと考えられるはずです．対応してくれた救命科の先生に言われた一言を，皆さんにも伝えたいと思います．「細かいことは色々あるかもしれんけど，アナフィラキシーを疑った時点でボスミンや！」だそうです．

36 高血圧

主な検査
- **should** 特になし（！）
- **sometimes** 採血（＋心筋酵素），胸部X線，心電図，頭部CT
- **rarely** 頭部MRI，造影CT，尿検査，妊娠検査

おさえるべき3つ
①一過性のことも多いため，**時間を置いて再度測定し直す**
②**原因の除去**
③血圧が高いだけならば救急外来での介入は基本的に不要であり，血圧管理は**かかりつけ医フォロー**で対応するのが望ましい

hypertensive crisis（≧ 180/120 mmHg）
hypertensive emergency：臓器障害あり
hypertensive urgency：臓器障害なし．2〜3日かけてゆっくり降圧すればOK．処方例として**アムロジピン 2.5 mg**（10 mgまで増量可）．二次性が考えにくければ降圧作用の緩やかな**ブロプレス® 4〜8 mg**がよい

hypertensive emergency
中枢神経系：脳血管障害，高血圧性脳症，頭部外傷
心血管系：ACS，大動脈解離，心不全
その他：AKI，溶血性貧血，高血圧性網膜症，子癇

初期対応（緊急で降圧するとき）

①ニカルジピン（10 mg/10 mL）CIV：5〜15 mg/hr（0.5〜6γ程度）
②ミオコール®（50 mg/100 mL）DIV：3 mL を iv し，3 mL/hr で開始（適宜 1〜2 mL/hr ずつ増減可）．心不全，虚血性心疾患を合併したときには 1st．重度 AS や HOCM では禁忌．

※1 時間以内に血圧を 10〜20％下げ，24 時間以内にさらに 10％下げよう！
※脳血管障害や大動脈解離についてはそれらの項に準じること．

生活習慣の改善

控える：塩（6 g/日まで），カロリー，脂質，酒，タバコ
増やす：野菜，果物，魚，適度な運動

二次性高血圧の鑑別

原発性アルドステロン症，Cushing 症候群，褐色細胞腫，先端巨大症，甲状腺疾患，副甲状腺疾患，腎血管性高血圧，腎実質性高血圧，SAS

降圧薬の種類

	推奨する状況	使うのを避けたい状況	主な副作用
Ca 拮抗薬	脳血管障害 狭心症	心不全 徐脈，妊婦	頭痛，動悸 ほてり，浮腫
RAS 阻害薬	糖尿病 OMI 狭心症	AKI，手術前 二次性高血圧 血管浮腫，妊婦	Cr の一過性上昇 空咳 高 K 血症
サイアザイド	脳血管障害	AKI 電解質異常 高尿酸血症	電解質異常 高尿酸血症 血糖異常
β 遮断薬	OMI 狭心症 慢性心不全	喘息，徐脈，CKD 高血糖，褐色細胞腫 急性心不全，妊婦	徐脈 頭痛，浮腫 心拡大

降圧薬（内服）の主な商品名

Ca 拮抗薬：アダラート CR，コニール，アムロジン，ノルバスク

ACE 阻害薬：カプトリル，レニベース，コバシル，ロンゲス

ARB：ブロプレス，ミカルディス，オルメテック，ニューロタン

サイアザイド系：フルイトラン，ベハイド

β 遮断薬：メインテート，セロケン，インデラル，テノーミン

Amasawa's advice

❶ 普段の血圧との比較が大切！

❷ 220/130 mmHg 以上で降圧すべき，というエビデンスは弱い．

❸ 二次性高血圧を否定することから！（特に若年者や治療抵抗例）

**カルテ
チェックリスト**

高血圧

病歴
- [ ] 普段の血圧
- [ ] コントロール状況
- [ ] ストレスや食事など最近変わったことがあったか
- [ ] 外傷エピソード

ROS
- [ ] 意識障害
- [ ] 頭痛
- [ ] 胸痛
- [ ] 呼吸困難
- [ ] 嘔吐
- [ ] 動悸
- [ ] 発汗
- [ ] 麻痺
- [ ] 視力低下
- [ ] 乏尿

身体所見
- [ ] 血圧の左右差
- [ ] 浮腫
- [ ] 神経学的所見

37 片頭痛

主な検査
should 特になし（！）

片頭痛らしさ（POUND）
Pulsating：ズキンズキン（拍動性）
Hour：4〜72時間持続
Unilateral：片側性
Nausea：嘔気を伴う
Disability：日常生活に支障をきたしている
※3つ以上で陽性．

初期対応
軽症：ロキソプロフェン 60 mg 頓用
重症：イミグラン® 3 mg sc or 50 mg po（※2回まで使用可）
※上記に加えてプリンペラン® 10 mg iv も有効．
※裏技としてクロルプロマジン，キシロカイン® 点鼻など．

トリプタン製剤の禁忌
脳出血（1か月以内），虚血性心疾患，コントロール不良の高血圧
SSRI，経口避妊薬，MAO阻害薬，トリプタン製剤（24 h以内使用）

誘発因子
①**ストレス**：睡眠不足・過多，緊張，疲労，月経，天候の変化
②**食べ物**：アルコール（特に赤ワイン），チョコレート，チーズ，カフェイン
③**薬**：経口避妊薬，ホルモン療法

予防薬

β遮断薬，Ca拮抗薬，RAS阻害薬，三環系抗うつ薬，バルプロ酸
※月3回以上で検討するが，頻度が半分になるくらいの効果．

Amasawa's advice

❶神経学的所見が出る片頭痛もあるため脳梗塞と間違えることも．
❷二次性頭痛を除外することが前提（→ P.212 参照）．
❸脳梗塞に至ることもあるため，侮るなかれ！

**カルテ
チェックリスト**

片頭痛

病歴
- [ ] POUND
- [ ] 発作の頻度
- [ ] 労作で増悪するか
- [ ] 家族歴
- [ ] 誘発因子
- [ ] 前駆症状（閃光暗点など）

ROS
- [ ] 頭痛　- [ ] 嘔吐　- [ ] 光・音過敏　- [ ] 耳鳴り　- [ ] めまい
- [ ] 冷汗　- [ ] 麻痺　- [ ] しびれ

身体所見
- [ ] 神経学的所見

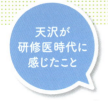
天沢が研修医時代に感じたこと

片頭痛の失敗ランキング

　突然ですが，研修医の先生が片頭痛でよくしてしまう失敗ベスト3を発表します！

第3位…「カロナール® 経口　頓用処方」
　二次性頭痛を否定して安心したせいか，「頭痛」そのもので苦しんでいる患者さんの気持ちを忘れてしまう人がいます．患者さんは自分が怖い病気かもしれない……と思っているよりも，とにかくこの痛みをなんとかしてくれ!!　と思って来る人のほうが多いわけです．副作用の少ないアセトアミノフェンを……という気持ちもわかりますが，NSAIDsのほうが効果が高いので，片頭痛に関してはこちらを使用すべきです．もし，それでもアセトアミノフェンを使うというならば，NSAIDsと同等の効果を出すために1,000 mg（15 mg/kg）と高用量で使う必要があります．

第2位…「とりあえずNSAIDs」
　アセトアミノフェンはあまり効かない，片頭痛に対する1st choiceはNSAIDsということを覚えるとなんでもかんでもNSAIDsの人がいますが，それではいけません．WHO除痛ラダーのような使い方をするのではなく，重症であれば最初からトリプタン製剤を使用する！という姿勢が大切になります．治療のタイミングが遅れると鎮痛薬が効かない最重症の片頭痛に至ることがあるため，できるだけ迅速な対応が望まれます．

第1位…「制吐剤経口　頓用処方」

　嘔気があるから制吐剤も出しておくか……という優しさが垣間見えるのですが，基本的に**プリンペラン®のivしか効きません**．poではダメ．ivのみ効くのです．重要ですので，必ず覚えておいてください．また，プリンペランは片頭痛そのものにも効果があります．これは使わない手はないですね～～．優しさだけじゃ人は救えない!!……って誰かが言っていましたよね（笑）

　……どうでしょう．やっちまった～！　というのはあったでしょうか？？

38 尿路結石

主な検査
①尿検査：WBC の有無が大切
②腹部エコー：必須．AAA と水腎症（＋結石）をチェック
③腹部 CT：初発 or 高齢者 or エコーで所見がとれないとき
※ KUB（臥位・立位）：フォローアップには使える．
※ 採血：結石のみで説明がつかないとき（発熱ありなど）に．
※ 造影 CT：腎梗塞を疑うとき（結石既往なし＋ Af ＋持続痛）に考慮．

結石の好発部位を意識しながらエコー所見をとる
①水腎症：水腎に加えて，腎盂尿管移行部に結石がないかもみる
② AAA：総腸骨動脈まで追っていき，交叉部に結石がないかもみる
③膀胱：尿貯留をみると同時に，膀胱尿管移行部に結石がないかもみる

痛みをとろう！
ボルタレン® 坐薬 25〜50 mg sp
※ 効かなければソセゴン® 15 mg im ！（抗コリン薬はあまり効かない）

鑑別
AAA 破裂，腎梗塞，精巣・卵巣捻転，異所性妊娠，消化管穿孔，虫垂炎，憩室炎，PID，胆石，便秘

尿潜血陽性になるもの
尿管結石，AAA 破裂，虫垂炎，月経，ミオグロビン尿・ヘモグロビン尿

処方例
①ボルタレン® 坐薬 25〜50 mg 数個

②ロキソニン® 60 mg 頓用 数個
③猪苓湯 2.5 g TID
※コスパノン® 80 mg TID，ハルナール® 0.2 mg SID（男性のみ），芍薬甘草湯 2.5 g TID，なども適宜追加可．

忘れちゃいけない患者アドバイス
①水分励行：**2 L/日**以上（※水分制限が必要な疾患がないか check）
②食事：**肉類は 1 日 1 食**までで**塩分は 9 g/日**に控え，Ca 制限はしない
③帰すとき：**発熱**や**無尿**があれば翌日まで待たずにすぐに受診を！
　　　　　　結石の大きさが 8 mm 以上ならば翌日専門外来へ

要コンサルト（入院検討）
①**敗血症合併**
② AKI 合併
③疼痛コントロール不良

Amasawa's advice

❶ 結石の部位によっては下腹部痛のこともあるので注意！
❷ 約 50％の人は生涯 1 回のみの経験だが，再発も多い（特に 5 年以内）．
❸ 典型例（既往ありなど）かつエコー所見があれば迷わず痛みをとろう！ 逆にいえば，鎮痛薬をできるだけ早く使うために腹部エコーは必須といえる．尿路結石における腹部エコーは診断率向上のためだけでなく患者満足度も大きく上げるので，面倒臭がらずに行いましょう！

カルテ チェックリスト

尿路結石

病歴
- ☐ 脱水や長期臥床の有無
- ☐ 家族歴
- ☐ 女性なら産婦人科歴（月経，性交歴など）
- ☐ 血管リスク（HT，HL，DM，CKD，タバコ，家族歴）

ROS
- ☐ 発熱
- ☐ 悪寒・戦慄
- ☐ 側腹部痛
- ☐ 会陰部への放散痛
- ☐ 無尿
- ☐ 嘔吐
- ☐ 冷汗
- ☐ 下痢
- ☐ 直腸刺激症状
- ☐ 膀胱刺激症状

身体所見
- ☐ CVA 叩打痛
- ☐ 腹部大動脈瘤の拍動
- ☐ 脱水所見（口腔内，腋窩，ツルゴール低下など）

天沢が研修医時代に感じたこと

尿路結石と間違えやすい画像所見

　CTを撮ったら，結石をきちんと同定しなくてはいけません．初学者にとっては，「高吸収な結節がたくさんある!! 多発尿路結石!?」と驚くような画像もありますが，その多くは静脈石か腹腔鼠の間違いです．ここではそれらとの鑑別について話をしたいと思います．

　まず，静脈石は静脈内で血栓が石灰化したもので，尿路結石と比べると円形であったり，石灰化病変から細長い軟部陰影（虚脱した静脈）がみられるcomet tail signが鑑別点になります．

　続いて腹腔鼠ですが，これは腹腔内に遊離した腹膜垂（脂肪組織）の内部が石灰化したものです．撮影時期により位置が変わる点や内部に脂肪を含む点が鑑別点になります．

　尿路結石のみかたも覚えておきましょう．まず大切なのが，thin sliceでしっかり尿管を同定することです．尿管は大腰筋および総腸骨動脈の前方を走行して，最終的に膀胱三角部に入ります．それを意識しながら探すとよいでしょう．特に生理的に狭窄している腎盂尿管移行部，総腸骨動脈との交叉部，尿管膀胱移行部の3点をしっかり意識できるといいですね．狭いところ＝結石が挟まりやすいところ＝好発部位なのは言わずもがなです．

　どうしても静脈石や腹腔鼠との鑑別が難しいときは冠状断が役に

立ちます．**縦に長い結石**や**尿管壁・結石周囲の脂肪織濃度上昇**（rim sign）がみられれば，より尿路結石らしいと言えます．他に，腎錐体高吸収の消失や腎腫大などの所見も有意と言われていますが，これらはあくまで参考所見レベルです．

ときどき，**腎周囲の脂肪織濃度上昇**を指標にする人がいますが，基本的に症状が出てからしばらく経過しないと出現しないので，急性期の所見としてはあまり参考にはなりません（逆にいえば passing を疑うときには指標になります）．

39 髄膜炎

主な検査
- **should** 採血（＋血液培養），腰椎穿刺
- **sometimes** 頭部 CT
- **rarely** 頭部 MRI，尿中抗原，血管造影

頭部 CT の適応
・60 歳以上
・免疫低下者
・中枢神経系の既往
・1 週間以内のけいれん
・意識障害
・神経学的所見あり
・ヘルペス脳炎を疑う（言動が変など）

鑑別
①**感染**：細菌（肺炎球菌，インフルエンザ桿菌，髄膜炎菌，リステリア，黄色ブドウ球菌，GNR，結核），ウイルス（HSV，VZV，HIV，エンテロ，アデノ，ムンプス，インフルエンザ，風疹，麻疹），真菌（クリプトコッカス，アスペルギルス，カンジダ），寄生虫（トキソプラズマ，アカントアメーバ，糞線虫）
②**悪性腫瘍**：脳・髄膜転移，脳腫瘍，血液悪性疾患
③**自己免疫疾患**：サルコイドーシス，Behçet 病，SLE，血管炎
④**薬剤**：NSAIDs，抗菌薬，抗けいれん薬，アロプリノール，免疫グロブリン

腰椎穿刺の禁忌
①脳ヘルニア徴候
②局所感染あり
③血液凝固異常（Plt ＜ 5 万 /μL，PT-INR ＞ 1.4 など）

髄液検査の項目
全例：一般，培養，グラム染色（遠心分離），保存用（1〜2 本）
ウイルス：PCR 検査（HSV など）
真菌：クリプトコッカス抗原，墨汁染色，真菌培養
結核：ADA，PCR 検査（Tb），抗酸菌染色，抗酸菌培養
悪性腫瘍：細胞診

髄液所見の実際のところ
初圧：180 mmHg 以上は髄膜炎の可能性を上げる
細胞数：100/μL 以下なら細菌性は否定的（90％が 1,000/μL 以上）．
　　　　けいれんや多発性硬化症などでも増える
白血球：あまり指標にならない
蛋白：150 mg/dL 以上なら細菌性の可能性が高い（肉眼ではキサントクロミー）．脳・髄膜腫瘍，脳血管障害，ギラン・バレー症候群，多発性硬化症でも増える
糖：血糖値の 1/2 以下ならウイルス性の可能性は低い
※発症早期，HIV 患者，抗菌薬投与後では所見が出ないことも．

初期対応
①**ステロイド**：デキサメタゾン 10 mg（0.15 mg/kg）q6hr を 4 日間．
　　　　　　　抗菌薬投与前に投与する．
　　　　　　　抗菌薬投与 1 h 以上経過した場合には使用を控える．
②**抗菌薬**：CTRX 2 g q12hr ＋ VCM 1 g q8hr（＋ ABPC 2 g q4hr）
　（※脳外科 ope 後など緑膿菌を考慮するなら CTRX → CAZ に）
　（※ヘルペスを疑えば ACV 500 mg q8hr を追加）

③グリセオール：専門医と相談

 Amasawa's advice

❶臨床的に疑わしければ腰椎穿刺前に抗菌薬を開始しよう！
❷採血結果に惑わされない！
❸頭蓋内圧亢進だけで腰椎穿刺の絶対的禁忌になるわけではない．

腰椎穿刺後頭痛（PLPHA）の予防

① 20～22 G の細いスパイナル針を使用する
②ベベルを上向き（線維に平行）にして挿入する
③内筒を戻してから抜去する

**カルテ
チェックリスト**

髄膜炎

病歴
- ☐ "突発""最悪""増悪"のどれかに該当する頭痛か
- ☐ 先行感染（特に中耳炎・副鼻腔炎）
- ☐ 解熱薬や抗菌薬を既に使用していないか
- ☐ 免疫抑制のエピソード
- ☐ 頭部外傷・頭部手術歴
- ☐ ワクチン接種歴（肺炎球菌やHibワクチン）
- ☐ 脾摘後

ROS
- ☐ 頭痛　☐ 発熱　☐ 嘔吐　☐ 意識障害　☐ 悪寒・戦慄
- ☐ 麻痺　☐ けいれん　☐ 頸部痛　☐ 言語障害　☐ 精神異常

身体所見
- ☐ バイタル異常
- ☐ 項部硬直，jolt accentuation test，neck flection test
- ☐ 皮疹（特に出血斑や紫斑）
- ☐ 脳ヘルニア徴候（昏睡，瞳孔不同，片麻痺など）
- ☐ 神経学的所見

天沢が
研修医時代に
感じたこと

髄膜炎と身体所見

　「Kernig 徴候は？」「Brudzinski 徴候は？」と感じた勉強熱心な読者の方も多いでしょう．髄膜刺激徴候といえば，項部硬直，Kernig 徴候，Brudzinski 徴候，jolt accentuation test，neck flection test の 5 つが有名で，前者 3 つは国試で頻出であり，後者 2 つはむしろ研修医になってから知った方も多いと思います．

　さて，問題となるのは髄膜炎疑いの人にこれら 5 つすべての所見をとる必要があるのか．答えは否．ご自身の勉強のために所見集めをするなら別ですが，一刻一秒を争う髄膜炎においては時間がもったいないとさえ言えます．

　え？ なんで?? と思った人は，まず診断学の基本ルールを知りましょう．診断をするという行為において，病態生理を 1 つにする所見は重複させてはいけない，という決まりがあります．今回の場合であれば，どれも病態生理を同じにしているので 5 つの所見をとっても，1 つしか診断に寄与させてはいけません．そのため，なんでもかんでも所見をとっても意味がないと言えます．これは虫垂炎や心不全でも同じことが言えるんですよ（浮腫，肝腫大，頸静脈怒張など）．

　つまり，感度・特異度から，自分がいま確定診断に向かっているのか，除外診断に向かっているのかを明確化し，診断に寄与する所見を選択することが「診断をつける」という根本的なところで重要なのです．ここをごちゃごちゃにしてしまうと，項部硬直（＋），jolt（－）， neck flection test（−），Kernig 徴候（＋），Brudzinki 徴候（＋）など所見がバラバラになったときに，なんでもかんでも腰椎穿刺になってしまうことでしょう．髄膜刺激徴候では 5 つのなかで陽性尤度比・陰性尤度比ともに jolt accentuation test がよいので，jolt accentuation test の結果を参考にするとよいでしょう．

　では，なぜ著者は jolt accentuation test 以外にも項部硬直や neck flection test の記載を残すようにしているかというと，理由は 2 つ．否定するのによい所見は jolt 以外に neck flection test があり，これがなければおおよそ 15％程度確率を下げます．jolt 陰性で否定を考えるときは neck flection test も陰性になるはずなので，確認の意味があります．もう 1 つの理由は jolt が陽性の場合に項部硬直も neck flection もなければ，jolt の偽陽性の可能性があると言えます．痛みの閾値が低い人では発熱による頭痛ですらも jolt 陽性になってしまい，無駄な腰椎穿刺が増えてしまいます．その場合にはもう 1 度病歴をしっかり取り直すなど，再考するきっかけを与えてくれるからです．

　最後に追記しておきますが，Kernig 徴候や Brudzinki 徴候が全く不要というわけではありません．例えば，「意識障害」を伴っているときには jolt や neck flection test は使えないわけですから，これらの所見も活きてくるわけです．どんなときにどういう所見をとるべきか……診断学は本当に奥が深いんですね～～．

40 肺炎

主な検査
should 採血，喀痰グラム染色（＋喀痰培養），胸部X線，flu検査
sometimes 血液培養，血ガス，胸部CT
rarely Ziehl-Neelsen染色（蛍光染色），PCR法，尿中抗原

鑑別すべき疾患5つ
①心不全
②結核
③肺塞栓症
④COPD・間質性肺炎の急性増悪
⑤ARDS

重症度（CURB-65）
Confusion：意識障害（※他に原因がない）
Uremia：脱水（BUN上昇など）
Respiratory rate：頻呼吸（30回/min以上），SpO_2低下
Blood pressure：90/50 mmHg以下
65：65歳以上

※各1点．30日後の死亡リスクは（0〜1点）1〜2％，（2〜3点）10〜15％，（4〜5点）40〜60％程度．
※2つ以上あれば入院を検討する．

非定型肺炎らしさ

- 60 歳未満
- 基礎疾患なし
- 頑固な咳
- 聴診所見に乏しい
- 痰がでない
- WBC＜10,000/μL

※ 4 項目以上で非定型肺炎らしい（感度 77％，特異度 93％）．

初期対応

外来：AMPC 500 mg TID or CXM-AX 500 mg TID
　（※耐性考慮ならオグサワ「AMPC/CVA ＋ AMPC 1 錠ずつ TID」）
呼吸器基礎疾患あり：LVFX 750 mg SID
入院：ABPC/SBT 3 g q6hr or CTRX 2 g q24hr
緑膿菌リスクあり：PIPC/TAZ 4.5 g q6hr or CFPM 2 g q12hr
※グラム染色で肺炎球菌がみえれば PCG 200 万単位 q4-6hr で治療可能．
※非定型肺炎を考慮するなら AZM 500 mg SID もしくは DOXY 100 mg BID を処方（追加）する．
※輸液負荷で悪化することがあるため注意．

肺炎球菌ワクチンの推奨

① 65 歳以上
② 基礎疾患（呼吸器）あり
③ 免疫抑制者

比較的徐脈の原因

レジオネラ，デング熱，オウム病，Q熱，腸チフス，サルモネラ，髄膜炎菌，レプトスピラ，リケッチア，マラリア，薬剤熱，悪性リンパ腫，中枢性発熱，詐熱

※（39℃）〜100回/分，（40℃）〜120回/分，（41℃）〜140回/分が比較的徐脈の目安．

※高齢者，徐脈性不整脈，ペースメーカー，甲状腺機能低下症，副腎不全，低体温，薬剤（β遮断薬，Ca拮抗薬，ジギタリスなど）が影響している可能性も忘れない．

Amasawa's advice

❶ 良質な喀痰（Geckler Ⅳ・Ⅴ）は採れないことも多いが，3％食塩水吸入などで採る努力をしよう！
❷ 非定型肺炎との明確な区別は難しいが，非定型肺炎に対する抗菌薬は必ずしもmustというわけではない（レジオネラ除く）．
❸ CURB-65がたとえ1点以下でも死亡する確率が残るため，外来治療は家で経過をみられる人がいることが条件．そのため，高齢者の独居では，たとえlow-riskでも入院を検討すべき．

**カルテ
チェックリスト**

肺炎

病歴
- [ ] 抗菌薬使用歴
- [ ] 免疫抑制
- [ ] 誤嚥エピソード
- [ ] 温泉
- [ ] 土いじりの習慣
- [ ] 脾摘後
- [ ] sick contact
- [ ] 飲水の可否
- [ ] ワクチンの接種歴

ROS
- [ ] 発熱　　- [ ] 悪寒・戦慄　　- [ ] 呼吸困難　　- [ ] 咳　　- [ ] 喀痰
- [ ] 胸痛　　- [ ] 腹痛　　- [ ] 下痢　　- [ ] 体重減少　　- [ ] 意識障害

身体所見
- [ ] バイタル異常（特に血圧低下，比較的徐脈，頻呼吸）
- [ ] 口腔内所見（脱水徴候，う歯の有無など）
- [ ] 肺音

41 脳梗塞

主な検査
- should 採血（＋凝固），デキスター，頭部CT，頭部MRI/MRA
- sometimes 血ガス，心電図，胸部X線，胸部CT
- rarely 頸動脈エコー，心エコー

脳梗塞らしさ（FAST）
Facial droop：顔面下垂
Arm drift：Barré 徴候（＋）
Speech：構音障害，失語
Time：4.5時間以内

初期評価
① NIHSS：重症度だけでなく，効果判定や経過フォローにも使える（p.231）
② 頭部CT：出血，early CT sign，陳旧性脳梗塞
③ 頭部MRI：ASPECTS-DWI（DWI↑，ADC↓，FLAIR↑）

ASPECTS-DWI（MCA領域）
（C）尾状核，（I）島，（L）レンズ核，（IC）内包後脚
（M1-3）基底核レベルの皮質，（M4-6）放線冠レベルの皮質，（W）放線冠

時間で変化する梗塞所見
CT：（～1日）early CT sign，（1日～）低吸収
MRI（DWI）：（～2週間）高信号，（2週間～）低信号
MRI（FLAIR）：（3～6時間～）高信号
※出血か梗塞かは画像で判断するべし！

※発症 30 分〜 2 時間しないと MRI で所見がでないことも．

early CT sign
① hyperdense MCA sign
② 皮髄境界不明瞭（特に島皮質）
③ 脳溝の消失

t-PA の適応
・4.5 時間以内
・最近の出血エピソードなし
・凝固異常なし（PT-INR ＜ 1.7，APTT ＜ 前値の 1.5 倍）
・BP 180/105 mmHg 以下（※降圧療法を行って達成できれば可）
・症状の急速な改善がない
・NIHSS が 5 点以上
・画像で広範な早期虚血性変化や圧排所見がない
※ rt-PA 0.6 mg/kg．最初の 1〜2 分に 10％をボーラスし，問題なければ残りを 1 時間で投与する．投与中は NIHSS を 15 分ごとに評価．
※施設によって多少異なるため要確認！

脳梗塞に類似する疾患
低血糖，HHS，Todd 麻痺，CSDH，大動脈解離，髄膜炎，脳腫瘍，片頭痛，多発性硬化症，高 Ca 血症，中毒，一過性全健忘，転換性障害

若年性脳梗塞の原因
もやもや病，RCVS/PRES，IE，血管炎，心房粘液腫，プロテイン C/S 欠乏症，AT-Ⅲ欠乏症，妊娠，経口避妊薬，悪性腫瘍，APS，HIT，多血症

NIHSS	患者名 _____ 評価日時 _____ 評価者 _____
1a．意識水準	□0：完全覚醒　□1：簡単な刺激で覚醒 □2：繰り返し刺激，強い刺激で覚醒 □3：完全に無反応
1b．意識障害―質問 （今月の月名及び年齢）	□0：両方正解　□1：片方正解　□2：両方不正解
1c．意識障害―従命（開閉眼，「手を握る・開く」）	□0：両方正解　□1：片方正解　□2：両方不可能
2．最良の注視	□0：正常　□1：部分的注視視野　□2：完全注視麻痺
3．視野	□0：視野欠損なし　□1：部分的半盲 □2：完全半盲　□3：両側性半盲
4．顔面麻痺	□0：正常　　　□1：軽度の麻痺 □2：部分的麻痺　□3：完全麻痺
5．上肢の運動（右） ＊仰臥位のときは45度右上肢 □9：切断，関節癒合	□0：90度＊を10秒保持可能（下垂なし） □1：90度＊を保持できるが，10秒以内に下垂 □2：90度＊の挙上または保持ができない． □3：重力に抗して動かない □4：全く動きがみられない
上肢の運動（左） ＊仰臥位のときは45度左上肢 □9：切断，関節癒合	□0：90度＊を10秒保持可能（下垂なし） □1：90度＊を保持できるが，10秒以内に下垂 □2：90度＊の挙上または保持ができない． □3：重力に抗して動かない □4：全く動きがみられない
6．下肢の運動（右） □9：切断，関節癒合	□0：30度を5秒間保持できる（下垂なし） □1：30度を保持できるが，5秒以内に下垂 □2：重力に抗して動きがみられる □3：重力に抗して動かない □4：全く動きがみられない
下肢の運動（左） □9：切断，関節癒合	□0：30度を5秒間保持できる（下垂なし） □1：30度を保持できるが，5秒以内に下垂 □2：重力に抗して動きがみられる □3：重力に抗して動かない □4：全く動きがみられない
7．運動失調 □9：切断，関節癒合	□0：なし　□1：1肢　□2：2肢
8．感覚	□0：障害なし　□1：軽度から中等度 □2：重度から完全
9．最良の言語	□0：失語なし　　□1：軽度から中等度 □2：重度の失語　□3：無言，全失語
10．構音障害 □9：挿管または身体的障壁	□0：正常　　□1：軽度から中等度　□2：重度
11．消去現象と注意障害	□0：異常なし □1：視覚，触覚，聴覚，視空間，または自己身体に対する不注意，あるいは1つの感覚様式で2点同時刺激に対する消去現象 □2：重度の半側不注意あるいは2つ以上の感覚様式に対する半側不注意

初期対応

①輸液

②安静臥床（ベッドフラット）

③ラジカット®：腎機能障害もしくは 48 時間以上経過している場合は禁忌．30 mg 1 日 2 回を 5 日間

④グリセオール®：脳ヘルニア徴候，脳圧亢進による頭痛・嘔吐がひどいとき．必ず専門医に相談．200 mL を 1 日 2～6 本　1 時間かけて投与

⑤ H_2 ブロッカー/PPI

※血圧が 220/120 mmHg を超えるまでは原則降圧しない．

※ rt-PA が適応外もしくは効果が乏しい場合には血管内治療も考慮しよう！

病型による治療の違い

アテローム性/ラクナ：バイアスピリン® 100～200 mg SID or パナルジン® 200 mg SID（＋キサンボン® 40 mg q12hr）
ノバスタン 30 mg q12hr

心原性：ヘパリン 1,000 U/hr（APTT 60～70 を目標に適宜調整）
→ 3～4 日後に抗凝固薬（ワルファリン/DOAC）に切り替え

入院後に必要なこと

・**血液検査**：救急外来で測定できなかったもの

・**エコー**：頸動脈エコー，心エコー

・**頭部 CT/MRI**：24 時間後に再評価

・**コンサルト**：専門医，リハビリ，（医療連携），（口腔外科）

→抗凝固薬の適応については CHA_2DS_2-VASc score で（→ P.105 参照）

TIA のリスク（ABCD スコア）

- **A**ge：60 歳以上（1 点）
- **B**P：140/90 mmHg 以上（1 点）
- **C**linical：片麻痺（2 点），構音障害（1 点）
- **D**uration：60 分以上（2 点），10〜59 分（1 点）

※ 4 点なら 3％，5 点なら 20％程度，6 点なら 30％程度が 1 週間以内に stroke になる可能性があるため，高リスクのときは入院して精査・経過観察が望ましい！

※ TIA は 24 時間以内（多くは 1 時間以内）に症状が消失するものであり，画像上の梗塞巣の有無は問わない．画像所見を呈するものは TSI（Transient Symptoms associated Infarction）という．

※ TIA は 24 時間治療の猶予があるため，夜間 MRI の撮像が難しければ翌日に！（CT のみで否定は NG！）

Amasawa's advice

❶ 脳梗塞は 3〜4 日後に悪化してくる可能性がある旨を説明しよう！
（※理由：ペナンブラが死に至る，脳浮腫を起こすなど）

❷ BAD（橋・基底核）領域の梗塞は徐々に進行しやすいため，経過に注意すること．

❸ 脳梗塞は基本的に痛くない（痛みが出るのは 1〜2％程度）！
疼痛の訴えや血圧低下があれば合併症（解離など）を必ず考えよう．

**カルテ
チェックリスト**

脳梗塞

病歴
- ☐ 発症からの時間
- ☐ 発症様式
- ☐ 普段の ADL
- ☐ 心疾患の既往（特に Af）
- ☐ ペースメーカー有無
- ☐ 血管リスク（HT，HL，DM，CKD，タバコ，家族歴）
- ☐ 外傷エピソード

ROS
- ☐ 麻痺　　☐ しびれ　　☐ 構音障害・失語　　☐ 頭痛　　☐ めまい
- ☐ 視力障害　☐ 視野障害　☐ 胸痛　　　　　☐ 背部痛　☐ 冷汗

身体所見
- ☐ NIHSS
- ☐ 瞳孔所見（大きさ，左右差，対光反射消失，偏視など）
- ☐ Barré 徴候
- ☐ 半側空間無視

天沢が研修医時代に感じたこと

脳梗塞へのt-PAは諸刃の剣!?

　脳梗塞の醍醐味の1つがt-PA治療です．見たことがある人はわかると思いますが，t-PAは劇的な改善を見せることがあります．大げさではなく，呂律がまわらない，片麻痺，空間無視など来院時に見られた症状のすべてが消えてしまうことも稀ではありません．魔法のようなこの治療に，なんてやりがいがあるんだろう！　と初めは感動をした記憶があります．しかし，**物事はいいことばかりではありません**．

　復習になりますが，t-PAはプラスミノーゲンに作用し線溶系＞凝固系に傾ける治療法です．その作用は強烈で，投与後に採血1つするだけでも止血困難になってしまうほど．そのため，適応条件は非常に厳しいです．言うならば，**選ばれし者のみが受けられる治療**なのです．

　また，適応条件を満たした人であっても，この治療を受けたことによって悪化，最悪の場合，死亡してしまう人もいます．その代表例が解離性脳梗塞．3D-CTAやMRAを駆使して明らかなものは診断することもできますが，4.5時間以内という時間制限（なおかつできるだけ早いほうが予後もいい）もあり，そういう状況下での鑑別はときに専門医でも難しいことがあります．ガイドラインなどにもこの解離性脳梗塞については，「気をつけましょう！」くらいの助言しかなく，なかなか基準が定まっていないのが現状です．どんな治療もそうですが，ハイリスク・ハイリターンの治療については本当に難しいな，とつくづく思わされます．

42 心筋梗塞

主な検査
① 採血：血算，生化学，凝固，心筋逸脱酵素，ラピチェック
② 心電図：過去との比較．下壁梗塞のときは右側誘導も
③ 心エコー：最低でも壁運動・逆流の有無を確認

代表的な心電図所見
① ST-T 変化（※ mirror image 含む）
② 異常 Q 波
③ 新規 LBBB ＋ショック / 心不全 /Sgarbossa
※ Sgarbossa…V_{1-3} で ST 低下 or V_6 で ST 低下なし．

ハイレベル所見
① $_aV_R$ の ST 上昇：LMT 梗塞，（大動脈解離），（肺塞栓症）
② V_{1-3} の R 波増高・ST 低下：後壁梗塞
③ V_{1-3} の 2 相性 T 波 / 陰性 T 波：近位 LAD の狭窄（Wellens 症候群）
④ V_1 の T 波が新規陽転化
⑤ V_1 の T 波上向き＋ RBBB

見逃せない鑑別
① たこつぼ型心筋症（※前壁梗塞に類似）
② 大動脈解離（※下壁梗塞に類似）
③ SAH

初期対応（MONA ＋ H）
M：モルヒネ 2～4 mg/ 回 iv．10 分ごとに痛みを評価し必要あれば追加
O：症状の有無に関わらず必須（SpO_2 ＞95％を維持）

N：ミオコール® 0.3 mg 噴霧 or ニトロペン® 0.3 mg 3～5 分ごとに計 3 回
A：バイアスピリン® 200～300 mg 咀嚼
H：ヘパリン Na 3,000～5,000 U iv（※ NSTMI なら 700 U/hr 持続静注）
※緊急 PCI ならエフィエント® 20 mg(or プラビックス® 300 mg)を追加．
※ HIT の既往があるならアルガトロバンを使用する．
※ショック状態ならモルヒネ・ニトログリセリンは使用しない．

右室梗塞
・下壁梗塞に 1/3 程度で合併する
・V_{4R}・V_{5R}（右側誘導）で ST 上昇がみられる
・V_1 の ST 上昇，房室ブロックの合併も手がかりになる
・モルヒネ・ニトログリセリンは禁忌であり，補液が大切になる

後壁梗塞
・側壁梗塞や下壁梗塞に合併する
・V_7（左後腋窩），V_8（左肩甲骨中線），V_9（左傍脊椎線）で ST 上昇がみられる
・V_{1-3} の R 波増高，ST 低下，T 波増高も手がかりになる

注意すべき 5 つのこと
①ルートはできるだけ左腕にキープする
②ニトロで効果がある or 胸痛の性状だけで安易に ACS を除外しない
③心電図＆採血が陰性でも，典型的な病歴なら 1% は確率が残る
④トロポニンはたこつぼ型心筋症，腎機能障害，心不全，心筋炎，敗血症でも上がるし，1 度上昇すると 2～3 週間は高値となることも
⑤前壁（V_{2-4}）はたこつぼ型心筋症との鑑別を．側壁（V_{5-6}）は後壁梗塞の合併に注意．下壁（Ⅱ・Ⅲ・aVF）は右室梗塞（＋後壁梗塞）や大動脈解離の合併に注意．下壁梗塞にモルヒネは禁忌であり，右室梗塞（＋後壁梗塞）を合併すればニトロ，大動脈解離を合併すればクロピドグレルが禁忌となる

カテの適応（TIMI スコア）

- 65 歳以上
- 3 つ以上の冠危険因子
- 1 日以内に 2 回以上の狭心症発作
- 7 日以内のアスピリン服用歴
- 心電図で ST 変化
- 心筋逸脱酵素の上昇
- 50％以上の冠動脈狭窄

※（0〜1 点）5％，（2 点）10％，（3〜4 点）20％，（5〜6 点）40％，（7 点）100％で 1 か月以内にイベントが発生する．
※ 3 点以上であれば PCI が望ましい．（※ 0 点でも 5％発症する！）

心筋梗塞の合併症

1 日以内：不整脈，心不全，心原性ショック
2 週間以内：心破裂，乳頭筋断裂（→ MR）
2 週間以降：VSD，血栓塞栓症，心室瘤，Dressler 症候群，肩手症候群

PCI 後の薬剤

① 抗血小板薬（DAPT）：バイアスピリン® 100 mg SID，エフィエント® 3.75 mg SID/ プラビックス® 75 mg SID
② RAS 阻害薬：オルメテック® 20 mg SID
③ β 遮断薬：メインテート® 0.625 mg SID
　　　　　　（※禁忌があればベラパミルやジルチアゼムを使用する）
④ スタチン：クレストール® 2.5 mg SID

ST 上昇の鑑別

ACS，たこつぼ型心筋症，冠攣縮性狭心症，心膜炎，心筋炎，心筋症，心室瘤，Brugada 症候群，脚ブロック，心室ペーシング，低体温，大動脈解離，肺塞栓症，SAH，高 K 血症，良性早期再分極，原因不明

陰性T波の鑑別

ACS, たこつぼ型心筋症, 冠攣縮性狭心症, 不整脈（ARVCなど）, 心筋症, 左室肥大, 脚ブロック, 若年者, 肺塞栓症, SAH, 電解質異常（低K, 低Ca, 低Mg血症）

心筋逸脱酵素の解釈

	感度	特異度
Trop-T	6h〜ならば◎ （※高感度なら6h以内も◎）	◎
H-FABP	〜24hは◎	△
CK-MB	6〜24hならば○	6〜24hならば○
ミオグロビン	4〜12hであれば○	△

※現在では，3h以内でも高感度のTrop-T/Iが主流．
※CK-MBがCK値の25％以上であればマクロCK血症を疑おう．

Amasawa's advice

❶ 循環器科にコンサルトするときは，Hb，腎機能，家族への連絡を明確にしよう！
（※ただし，結果が出るまでわざわざ待つ必要なし）
❷ 高齢女性 or 糖尿病ありは無痛性心筋梗塞に要注意！
❸ 病歴で疑われたときには検査の結果にかかわらず，本物と思っておく．最低でも3h経過観察し，症状消失＆再検（心電図＆採血）で問題ないことを確認してから帰宅とし，フォローアップを忘れない．ただし，「安静時痛」「増悪」「新規発症」のいずれかがあれば，専門医コンサルトは必須といえる．

> カルテ
> チェックリスト

心筋梗塞

病歴
- [ ] OPQRSTA を詳細に！（特に性状，発症時間，持続時間）
- [ ] 心疾患の既往
- [ ] コカイン使用歴
- [ ] 血管リスク（HT，HL，DM，CKD，タバコ，家族歴）

ROS
- [ ] 胸痛
- [ ] 冷汗
- [ ] 嘔吐
- [ ] 呼吸困難
- [ ] 歯〜胃の痛み
- [ ] 背部痛
- [ ] 発熱
- [ ] 動悸
- [ ] 麻痺
- [ ] 失神

身体所見
- [ ] 血圧の左右差
- [ ] 頸静脈怒張
- [ ] 胸壁の圧痛
- [ ] 心音
- [ ] 浮腫

43 大動脈解離

主な検査
should 採血（＋凝固，血液型），胸部X線，胸部CT（単純＆造影）
sometimes 心エコー，心電図，血ガス

後ろに大動脈解離が隠れているかも？
① ACS
② 心不全
③ 胸水/心嚢水貯留
④ 脳梗塞
⑤ 失神/けいれん/意識障害

検査所見
採血：D-dimmer 上昇
胸部X線：縦隔の拡大，大動脈陰影の異常，胸水，カルシウムサイン
心エコー：剥離した内膜（intimal flap），壁在血栓，心嚢液貯留，AR
※ただし，上記の所見がいずれもない大動脈解離もある．

初期対応
① 降圧：プロプラノロール 1～2 mg iv を 3～5 分ごとに．sBP 100～120 mmHg，HR 60/min 程度が目標．降圧できたら 2～3 mg/hr 持続投与 に切り替える．無効ならばニカルジピン 5～15 mg/hr を併用する
② 輸液：尿量を 1 mL/kg/hr に保つ

合併症
①**血管閉塞**：冠動脈（→**心筋梗塞**），内頸・椎骨動脈（→**脳梗塞**，**失神**），上腸間膜動脈（→腹痛，血便），腎動脈（→腰痛，血尿，腎不全），大腿動脈（→下肢痛，麻痺，しびれ），脊髄動脈（→対麻痺，膀胱直腸障害）

②**破裂**：**AR**，**心タンポナーデ**，**大動脈瘤**，胸水（特に左側），吐血，喀血，後腹膜血腫，DIC

リスクが高い人
中高年男性，**高血圧**，**Marfan 症候群**，タバコ，弁置換術後，血管グラフト後，妊婦，大動脈瘤，血管炎，Ehlers-Danlos 症候群，Turner 症候群，二尖弁，薬物使用歴（コカインなど）

Amasawa's advice

❶ ショックにより血圧高値がマスクされることも稀ではないため，数値だけで判断しない！

❷ "裂けるような痛み"，"CXp で縦隔拡大"，"血圧の左右差"の3セットは LR＋66，LR－0.07 程度．D-dimmer＞0.5μg/mL は LR＋2.5，LR－0.06 程度である．つまり，この3セットがない＋D-dimmer 陰性であればほぼ否定的といえる．

❸ 5～10％は痛みの訴えなく来院する！

> カルテ
> チェックリスト

大動脈解離

病歴
- [ ] 突発発症
- [ ] 痛みの移動
- [ ] 血管リスク（HT，HL，DM，CKD，タバコ，家族歴）
- [ ] 大動脈解離リスク（HT，Marfan，心手術歴など）

ROS
☐ 胸痛	☐ 腹痛	☐ 背部痛	☐ 腰痛	☐ 下肢痛
☐ 嘔吐	☐ 冷汗	☐ 呼吸困難	☐ めまい	☐ 動悸
☐ 意識障害	☐ 失神	☐ けいれん	☐ 麻痺	☐ しびれ
☐ 吐血	☐ 血痰	☐ 喀血	☐ 血便	☐ 排尿障害

身体所見
- [ ] 血圧の左右差（> 20 mmHg）
- [ ] 新規の心雑音（特に AR）
- [ ] 神経学的所見

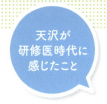
天沢が研修医時代に感じたこと

大動脈解離の非典型例は本当に難しい

　これは研修医時代の同期が対応していた患者さんの話です．皆さん1人1人が何を感じるかは違うと思いますが，共有しておくべき貴重な経験かと思います．

「胸の中に悪魔がいる！」
という主訴で walk in で来院しました．

　胸痛や嘔気などの随伴症状はなく，診察中もずっと「早く胸の悪魔をとってよ！」と訴えていたそうです．35 歳と若く，既往は統合失調症のみ．対応した同期は全く鑑別が挙がらず，念のため採血を施行．結果は，血糖値が 230 mg/dL と高い以外は，D-dimmer も含めてすべて正常値でした．「帰そうかな？」と思っていた矢先，急展開をみせます．

　待合室で「嘔吐」し，「呼吸も少しつらそう」と看護師さんから伝えられました．数分後には，「右手・右足が動かない！」と言って暴れていたとのこと．神経学的所見をとろうと診察に伺うと，「うわーーーー！」と叫び出し，「意識障害」も出現しました．

「いったいなにが起こっているの？　脳血管障害？」

と思いながら，頭部 CT を施行．有意な所見はなく，「プ◯コ？

MRI 行くべき？」と混乱していたそうです．

　上級医に相談．すると怪訝な顔になり，「血圧の左右差！」と言い，数分後には造影 CT で急性大動脈解離 A 型の診断．早急の対応も虚しく，結局救命することは叶いませんでした．

　first touch した同期は，ショックでしばらく食べ物が喉を通らなかったそうです．しかし，同じような状況に遭遇したときに，**自分なら違った対応ができたと思えるレジデントがどれくらいいる**でしょうか．また，この上級医のように「大動脈解離」を即座に鑑別にあげられる自信があるでしょうか．脳梗塞を疑ったら低血糖や大動脈解離を1度は考えるという知識は知っていても，**それを臨床に応用できるかどうかはまた別の能力が必要**です．医師を続ける限り，**勉強（インプット）も経験（アウトプット）も一生怠ることができないな**，と再考させられる一件でした．

44 肺塞栓症

主な検査
- **should** 採血（＋凝固），心電図，造影 CT（胸部＋下肢静脈）
- **sometimes** 心エコー，下肢静脈エコー，血ガス，胸部 X 線
- **rarely** MRI，V/Q スキャン

検査所見

採血：D-dimmer 上昇

心電図：S I Q Ⅲ T Ⅲ，洞性頻脈，V_{1-4} で陰性 T 波，V_1 で R 波増高，V_{5-6} で深い S 波，右軸偏位，右脚ブロック

胸部 X 線：心拡大，肺動脈拡大，胸水，横隔膜挙上，無気肺

心エコー：右室負荷所見（右室拡大，右室機能低下）

PE の可能性（modified Wells criteria）

	項目
3 点	DVT の臨床所見（下肢の浮腫・圧痛など） 他の疾患が考えにくい
1.5 点	HR＞100/min PE/DVT の既往 3 日以上の臥床 or 4 週以内の外科手術
1 点	血痰 悪性腫瘍（6 か月以内の治療含む）

※合計 4 点以下かつ D-dimmer 陰性なら否定的といえる．

初期対応

血圧低下（massive PE）：抗凝固療法＋血栓溶解療法（要相談）

血圧正常（non-massive PE）：抗凝固療法

※出血のリスクが高ければ必ずしも適応とはならない．

PE に対する抗凝固療法

① **ヘパリン**：3,000〜5,000 U iv し，その後 1,000 U/hr 持続投与．
　　　　　APTT 1.5〜2.0 倍を目標に調整（APTT 60〜70 程度）
② **ワルファリン**：ヘパリンと同時に 2.5〜5 mg で開始．
　　　　　PT-INR 2.0〜3.0 を目標に調整（高齢者は 1.5〜2.5）

血栓リスク

① **停滞**：長期臥床，脱水，心不全，肥満，下肢麻痺，下肢静脈瘤
② **凝固亢進**：悪性腫瘍，感染症，多血症，妊娠，APS，AT-Ⅲ欠乏症，
　　　　　プロテイン C/S 欠損症，経口避妊薬
③ **内皮障害**：加齢，血管炎，骨折，外傷，手術，カテーテル

DVT 予防

① 早期離床
② 下肢自動運動
③ 弾性ストッキング
④ 間欠的空気圧迫法（IPC）
⑤ 抗凝固療法：ヘパリン Ca 5,000 U 1 日 2 回 sc.
　　　　　もしくはワルファリンで PT-INR 1.5〜2.5 目標．
※ 歩行できるまで予防を続ける．
※ 既存の DVT，下肢血行障害，下肢蜂窩織炎，高齢者における予防処置の適応は，慎重に検討する．

DVT リスク（Padua prediction score）

	項目
3 点	完治していない悪性腫瘍 DVT の既往 3 日以上のベッド上安静（トイレ歩行までも含む） 凝固異常
2 点	1 か月以内の外傷・手術
1 点	70 歳以上 心不全 / 呼吸不全 心筋梗塞 / 脳梗塞 敗血症 肥満（BMI ≧ 30） ホルモン療法中

※合計 3 点以下なら弾性ストッキング，4 点以上なら IPC（＋ヘパ Ca）．

出血リスク（Bleeding Risk Score）

	項目
4.5 点	活動性の上部消化管出血
4 点	3 か月以内の出血 血小板＜5 万 / μL
3.5 点	85 歳以上
2.5 点	肝不全（INR＞1.5） 重度の腎不全（e-GFR＜30 mL/min/m^2） ICU 患者
2 点	CV カテーテル留置中 膠原病 完治していない悪性腫瘍
1.5 点	40〜84 歳
1 点	男性 軽度の腎不全（e-GFR 30〜59 mL/min/m^2）

※合計 7 点以上なら抗凝固療法（ヘパ Ca など）は使用しない．

Amasawa's advice

① PE は非特異的な症状が多い．頻呼吸をみたら必ず鑑別に！
② PE が否定できずとも，DVT を見つければ同様の治療が可能．
③ 挿管すると酸素化はよくなるが，PEEP や 1 回換気量が多すぎると右心不全を増悪させてしまうため，これらの設定を上げすぎないよう注意！

カルテ
チェックリスト

肺塞栓症

病歴
- ☐ 突然発症
- ☐ 最近の手術歴
- ☐ 悪性腫瘍・DVT の既往
- ☐ 普段の ADL

ROS
- ☐ 胸痛　☐ 背部痛　☐ 腹痛　☐ 呼吸困難　☐ 血痰
- ☐ 発熱　☐ 動悸　☐ 咳　☐ 嘔吐　☐ 失神

身体所見
- ☐ 頻呼吸
- ☐ 頸静脈怒張
- ☐ 肺音
- ☐ 心音（特にⅡp亢進，Ⅲ音）
- ☐ 下肢の圧痛・腫脹

45 急性膵炎

主な検査
- **should** 採血（＋凝固），血ガス，腹部CT（単純＆造影）
- **rarely** 腹部X線，腹部エコー，MRCP，尿検査，血液培養

原因
胆石，アルコール，ERCP/EST，高Ca血症，高TG血症（＞1,000），慢性膵炎，自己免疫性，特発性，膵胆管合流異常，膵腫瘍，Lemmel症候群，感染症（マイコプラズマ，レプトスピラ，ウイルス感染など），薬剤性（フロセミド，RAS阻害薬，バルプロ酸，抗菌薬，スタチンなど）

重症度判定（予後因子）
(1) 代謝性アシドーシス or ショック
(2) P_aO_2＜60 Torr（r.a.）
(3) BUN＞40 mg/dL or Cr＞2 mg/dL or 乏尿
(4) LDH＞700 IU/L
(5) Plt＜10万/μL
(6) Ca＜7.5 mg/dL
(7) CRP＞15 mg/dL
(8) SIRS＞3項目
(9) 70歳以上

※合計3点以上であれば重症膵炎と診断する．

重症度判定（造影 CT grade）

	0 点	1 点	2 点
①膵内の評価 （造影不良域の範囲）	膵周囲 or 1 区域に限局	2 つの区域に かかる	2 つ以上の区域 を占める
②膵外の評価 （炎症の範囲）	前腎傍腔	結腸間膜根部	腎下極以遠

※合計 2 点以上であれば重症膵炎と診断する．
※軽症なら 24 時間後，重症なら 1 週間後に再度 CT で評価する．

初期対応

①輸液：尿量 1 mL/kg/hr 以上を保つ
②酸素投与：$SpO_2 > 95\%$ を保つ
③経腸栄養（十二指腸）：成分栄養剤（エレンタール®）15 kcal/kg/day
　　　　　　　　　　　　目標．徐々に増量する

※胆石が原因なら ERCP/EST，高 TG 血症が原因なら血漿交換を行う．
※蛋白分解酵素阻害薬や予防的抗菌薬はエビデンスレベルが低い．

膵炎に使える鎮痛薬

①ソセゴン® 15 mg im/sc
②レペタン® 0.2 mg im
③フェンタニル 10〜100 μg/hr CIV
※内服ならアセトアミノフェン，トラマール® など．

合併症

膵壊死，膵膿瘍，脾梗塞，脾動脈瘤，膵仮性嚢胞（→感染，出血）
※外科的ドレナージの適応がないかを必ず確認すること！

アミラーゼ上昇の鑑別

膵炎，閉塞性障害（膵癌，下部胆管癌など），消化管穿孔，異所性妊娠，腸閉塞，CKD，胆石，AAA 破裂，唾液腺疾患（耳下腺炎，耳下腺腫瘍，Sjögren 症候群など），マクロアミラーゼ血症，大動脈解離，多発性骨髄腫，熱傷，外傷，薬剤（ステロイド，利尿薬，モルヒネなど）

Amasawa's advice

❶ アミラーゼよりもリパーゼのほうが感度・特異度ともによい！アミラーゼ上昇は種々の原因で起こり，半減期も約 2 時間と短いため，やや頼りない．

❷ 経腸栄養はできるだけ早期から開始しよう！

❸ 治療反応性に乏しく感染徴候があるときには，感染性膵壊死や膵膿瘍を積極的に検索しよう！

**カルテ
チェックリスト**

急性膵炎

病歴
- ☐ 胸膝位で軽減するか
- ☐ 胆石の指摘があったか
- ☐ 飲酒歴（量や頻度など）
- ☐ 何かしらの検査後か（特に ERCP）
- ☐ 最近新しく始めた薬剤

ROS
- ☐ 腹痛　☐ 腰痛　☐ 嘔吐　☐ 下痢　☐ 乏尿
- ☐ 発熱　☐ 冷汗　☐ 呼吸困難　☐ 振戦　☐ 意識障害

身体所見
- ☐ 口腔内の出血
- ☐ 詳細な腹部所見
- ☐ 皮疹（特に皮下出血）

天沢が研修医時代に感じたこと

急性膵炎にも使われる CV カテーテル

　重症膵炎では昇圧薬を使用することもあると思いますが，昇圧薬は静脈炎や皮膚障害を起こす代表的な薬剤です．ここでは，これらを生じやすい薬剤についてまとめておこうと思います．

①抗癌剤：vesicant drug（壊死性薬剤）
②昇圧薬：NAD，DOB，AVP，ADN
③高浸透圧薬：50％ブドウ糖，グリセオール，造影剤
※他に KCL，抗菌薬（VCM など），抗けいれん薬（フェニトインなど）など

　上記の薬剤を使用するときに仕方がなく末梢Vから投与することもあるかと思いますが，高用量が必要なときにはCVラインからの投与が望ましいです．

　膵炎では，昇圧薬，KCL，50％ブドウ糖などの薬剤が複数必要になることも多いので，CVカテーテルを挿入すべきかも検討しましょう．（※もちろん，CVカテーテルはCRBSIのリスクになるため，本当に必要かどうか日々評価が必要です）．

46 不眠／せん妄

主な検査
should 特になし（！）
sometimes 採血，CAM-ICU，CIWA-score

不眠の原因
①症状：疼痛，瘙痒，呼吸苦，頻尿，咳嗽，発熱
②疾患：統合失調症，うつ病，双極性障害，不安障害，PTSD，認知症，アルコール依存症，Parkinson病，むずむず脚症候群，SAS，甲状腺機能亢進症，周期性四肢麻痺
③薬剤：ステロイド，抗Parkinson病薬，降圧薬，抗うつ薬，高脂血症薬，IFN
④嗜好：アルコール，タバコ，カフェイン
⑤その他：睡眠薬依存，薬物依存，ストレス，環境（温度，湿度，明るさ，騒音），生活リズムの崩れ（時差ボケなど）

就寝前の活動を改善
①カフェインやお酒を飲まない
②スマホなどの電子機器をいじらない
③熱い風呂に入ったり，激しい運動をしない

生活を改善
①日中に日光を浴びる
②規則正しい食生活を行い，適度な運動を心がける
③たばこを吸わない
④寝る時間ではなく起きる時間で調整する
⑤眠れる環境を整える

不眠への初期対応

超短時間型：マイスリー，アモバン，ルネスタ，ロゼレム，ベルソムラ，
（入眠障害）　ハルシオン

短時間型：レンドルミン，デパス，リスミー，エバミール / ロラメット，
（中途覚醒）ベルソムラ

中〜長時間型：サイレース / ロヒプノール，ユーロジン，ネルボン / ベンザリン，ダルメート / ベジノール，ドラール，ソメリン

その他：セロクエル，ジプレキサ，テトラミド，テシプール，デジレル / レスリン，リフレックス / レメロン，コントミン，ヒルナミン，ノバミン，アタラックスP

漢方薬：抑肝散（ヨクカンサン）（54），黄連解毒湯（オウレンゲドクトウ）（15），柴胡加竜骨牡蛎湯（サイコカリュウコツボレイトウ）（12），加味帰脾湯（カミキヒトウ）（137），帰脾湯（キヒトウ）（65），加味逍遥散（カミショウヨウサン）（24），三黄瀉心湯（サンオウシャシントウ）（113），半夏厚朴湯（ハンゲコウボクトウ）（16）

※「○○型」において赤字はベンゾジアゼピン系以外の睡眠薬
※漢方薬以外は商品名
※漢方薬の（　）内は製剤番号

睡眠薬の副作用

Ⅰ：持ち込み効果（日中の眠気，頭痛，めまい，ふらつき，筋弛緩）
Ⅱ：中枢神経障害（短期記憶障害，せん妄，夢遊病）
Ⅲ：依存・耐性（突然の中止で不眠などの離脱症状）
※他に呼吸抑制，肝機能障害，不整脈，緑内障，奇異反応に注意！

treatable dementia

正常圧水頭症，慢性硬膜下血腫，神経梅毒，AIDS脳症，甲状腺機能低下症，脳腫瘍，慢性髄膜炎（結核 / 真菌 / 悪性腫瘍），尿毒症，低Na血症，SLE，ビタミンB_1/B_{12}欠乏症，葉酸欠乏症，サルコイドーシス，Wilson病，うつ病，過量な睡眠薬，アルコール

せん妄の原因

①因子:高齢者,認知症,手術,悪性腫瘍,環境変化(特に入院1〜2日目)
②病態:感染症,脱水,低酸素血症,電解質異常(特にNa・Ca),代謝異常(低血糖,尿毒症,肝不全など),脳血管障害,アルコール,血圧低下,疼痛,視力・聴力障害
③薬剤:ベンゾジアゼピン系,ステロイド,オピオイド,H_2ブロッカー,抗コリン薬,抗ヒスタミン薬,抗Parkinson病薬,抗うつ薬
※特に低酸素血症,低血糖,低Na血症の3つの低下に注意!

せん妄の治療薬

商品名	一般名	投与量(最大量)	備考
リスパダール	リスペリドン	0.5〜2.0 mg(12 mg/日)	剤形が豊富(液剤,OD錠など) 幻覚/妄想によく効く 鎮静効果は弱い LAIは2週間効果が持続する
セロクエル	クエチアピン	25〜50 mg(750 mg/日)	鎮静効果が強い 錐体外路症状は少ない 体重増加に注意 糖尿病には禁忌
ジプレキサ	オランザピン	2.5〜5.0 mg(20 mg/日)	鎮静効果が強い 錐体外路症状は少ない クエチアピンより強く長く効く OD錠もあり,拒薬傾向患者に有用 体重増加に注意 糖尿病には禁忌
テトラミド	ミアンセリン(四環系抗うつ薬)	10〜30 mg(60 mg/日)	抑うつ/疼痛にも効く 催眠作用あり 心血管系の影響が少ない
セレネース	ハロペリドール	5 mg(10 mg/日)	DIV(+生食100 mL) 幻覚・妄想によく効く 錐体外路症状が出やすい QT延長に注意 禁忌事項が多い(要確認)
コントミン	クロルプロマジン	25 mg(100 mg/日)	DIV(+生食100 mL) 鎮静効果が強い 錐体外路症状は多くないが,様々な副作用が出やすい 禁忌事項が多い(要確認)

※全体として抗コリン作用・錐体外路症状・高PRL血症に注意.
※昏睡状態・カテコラミンサポート中は原則使用しない.

Amasawa's advice

❶ 入院中だけ睡眠薬を使う場合は，ベンゾジアゼピン系以外の睡眠薬で，定期処方ではなく頓用で対応する．

❷「急性発症」,「傾眠傾向（見当識障害）」,「昼夜逆転」,「日内変動」がせん妄の特徴であり，うつ病との大きな違いになる．

❸ 低活動型せん妄を見逃さない！

> カルテ
> チェックリスト

不眠 / せん妄

病歴
- [ ] 睡眠障害のパターン（入眠障害，熟睡障害，中途覚醒，早朝覚醒）
- [ ] 睡眠前の行動（カフェイン・アルコール摂取，タバコ，電子機器使用）
- [ ] 日中の眠気・血圧高値
- [ ] 夜間の異常感覚
- [ ] 最近始めた薬剤
- [ ] 飲酒歴（量や頻度など）
- [ ] 環境の変化

ROS
- [ ] 呼吸困難
- [ ] 疼痛
- [ ] 瘙痒
- [ ] 頻尿
- [ ] 咳
- [ ] めまい
- [ ] 発熱
- [ ] いびき
- [ ] 尿失禁
- [ ] 精神異常

天沢が研修医時代に感じたこと

不眠/せん妄は予防に勝るものなし！

　本文では不眠の対策を中心にお話ししましたが，せん妄も**予防**が大切になってきます．ここでは具体的なせん妄対策を10個ほど挙げておきます．今まで何気なく見ていた病室をよく観察してみると，実はいろいろな工夫がされていることがわかります．ぜひお時間のあるときにあらためて見に行ってみて下さい．

①誘因の除去
→薬や症状によって起こっているならば，まずはそれを解除することから！

②日中に陽の光を浴びる
→太陽の光を浴びることで身体のリズムをリセット！

③部屋の明暗をしっかり調整する
→昼は明るく，夜は暗くが基本．ただし，真っ暗にしすぎるのは逆効果！

④日中家族と面会してもらう
→親しい人の顔をみるだけでも全然違います！

⑤日時を明確にする（大きな時計，カレンダーを置くなど）
→特に長期入院では時間の感覚がなくなりやすく，せん妄のリスクに

なるので注意！

⑥窓近くのベッドに移動し，外の景色がみられるようにする

→外出はできなくても気分転換になる！

⑦早期離床

→DVTや廃用症候群の予防だけでなく，せん妄予防の意味も！

⑧補聴器や眼鏡の度数を合わせる

→視力や聴力の影響はバカにできない！

⑨モニターアラームの設定を必要最小限にする

→ルーチンの設定にしていないか要確認！　これが適切にできる医師は信頼も厚い！

⑩ラインを長くして動けるように

→他に，夜間点滴フリーなど工夫をしよう！

47 こどもの ER

主な検査

- **should** 特になし（!）
- **sometimes** 採血（＋血液培養），デキスター，尿検査，胸部・腹部 X 線，細菌検査（RSV，hMPV，アデノ，溶連菌，flu など），浣腸
- **rarely** 血ガス，エコー，心電図，CT/MRI，脳波，腰椎穿刺

PAT（小児の ABC）

Appearance：PALS（Play, Activity, Look, Speech/Smile）
Breathing：努力様呼吸（肩呼吸，陥没呼吸，鼻翼呼吸，起座呼吸）
Circulation：CRT＜2，末梢冷感，まだらな皮膚

小児のバイタルサイン（基準値）

	心拍数（/min）	血圧（sBP）	呼吸数（/min）
0〜3 か月	90〜180	＞60 mmHg	30〜60
3〜6 か月	80〜160	＞70 mmHg	30〜60
6〜12 か月	80〜140	＞70 mmHg	25〜45
1〜3 歳	75〜130	＞72 mmHg	20〜30
3〜6 歳	70〜110	＞76 mmHg	16〜24
6〜10 歳	60〜90	＞82 mmHg	14〜22

小児の発熱の鑑別

尿路感染症，髄膜炎，肺炎，心筋炎，敗血症，上気道炎，胃腸炎，手足口病，クループ，中耳炎，副鼻腔炎，耳下腺炎，咽頭炎，喉頭蓋炎，肝炎，虫垂炎，精巣捻転，川崎病，水痘，麻疹，薬剤熱，予防接種副反応

※尿検査は 1 歳以下かつ 39℃以上 or 発熱 day 3 以降なら施行！
※発熱 day1 は focus がよくわからないことも多いため，見た目が元気か，水分はとれているか，翌日かかりつけ医受診できるかの 3 つを確認！

小児の嘔吐の鑑別

胃腸炎，髄膜炎，腸重積，虫垂炎，低血糖，尿路感染症，溶連菌性咽頭炎，IgA血管炎，心筋炎，頭蓋内圧亢進（出血，腫瘍など），心筋梗塞（川崎病の既往あり），精巣・卵巣捻転，鼠径ヘルニア嵌頓，副腎不全，アナフィラキシー，溶連菌性咽頭炎，周期性嘔吐症，ケトン血性嘔吐症，咳込み嘔吐，溢乳

小児の腹痛の鑑別

便秘，胃腸炎，虫垂炎，腸重積症，鼠径ヘルニア嵌頓，尿路感染症，精巣・卵巣捻転，腸閉塞，溶連菌性咽頭炎，IgA血管炎，DKA，妊娠，心筋炎，胆道拡張症，食物アレルギー（ミルクなど）

小児のその他（crying）の鑑別

①皮膚：虫刺され，Hair tourniquet症候群，おむつ皮膚炎，蕁麻疹
②眼：角膜びらん，眼内異物，緑内障
③外的要因：骨折，異物誤飲，暑い・寒い，shaken baby症候群，虐待

脱水所見（小児）

LR＋：CRT＞2，ツルゴール低下，尿量減少，流涙低下，体重変化＞5％
LR－：尿量正常，粘膜乾燥なし，眼球陥凹なし
※大泉門陥凹，舌乾燥，頻脈はあまり指標にならない．

小児の輸液スピード（目安）

～10 kg ：4.0 mL/kg/hr
10～20 kg：3.5 mL/kg/hr
20～30 kg：2.5 mL/kg/hr
30～40 kg：2.0 mL/kg/hr
※脱水所見があるときは細胞外液（糖入）を10 mL/kg/hrで排尿があるまで投与する（ただし，中等度の脱水までならORSで対応可能．水分摂取はこまめに少量ずつ摂取してもらうとよい）．

※救急外来で輸液の選択に迷ったら，とりあえず1号液を10 mL/kg/hr で投与し，小児科医につなぐ．

小児の処方

解熱鎮痛薬：カロナール 10 mg/kg 頓用（最大 200 mg/回）
　　　　　　アルピニー坐薬（～10 kg）50 mg，（10 kg～）100 mg
　　　　　　年長児で頭痛メインならブルフェン 3～6 mg/kg 頓用も可
　　　　　　（最大 200 mg/回）

制吐薬：ナウゼリン DS 1 mg/kg/日 分3（最大 30 mg/日）
　　　　　ナウゼリン坐薬（～3歳）10 mg/回，（3歳～）30 mg/回 頓用
　　　　　エリーテン 1 mg/kg/日 分3（最大 30 mg/日）

整腸剤：ミヤ BM 0.05 g/kg/日 分3（最大 3 g/日）

便秘対策：オリーブオイル綿棒 or グリセリン浣腸 1～2 mL/kg

鎮咳去痰薬：アスベリン 2～3 mg/kg/日 分3（最大 60 mg/日）
　　　　　　　ムコダイン 20～30 mg/kg/日 分3（最大 600 mg/日）

抗ヒスタミン薬：ポララミン 0.15 mg/kg/日 分2（最大 4 mg/日）
　　　　　　　　　ザジテン 0.06 mg/kg/日 分2（最大 2 mg/日）
　　　　　　　　　ザイザル 1.25～2.5 mg/日 分1～2（最大 5 mg/日）

抗菌薬：ワイドシリン 30 mg/kg/日 分3（最大 750 mg/日）
　　　　　※中耳炎には 60～80 mg/kg/日 分3 と高用量を使用する．

※すべて商品名

小児科コンサルト（目安）

- 生後3か月以下
- vital sign の異常
- PAT 不良
- 水分摂取不可
- 喘息中発作以上
- 急性腹症
- けいれん

- 2度目の受診
- 虐待が疑われる
- 社会的事情（家族の不安が強い，紹介状持参，救急車で来院など）

解熱薬のpitfall
- 生後6か月未満は原則処方しない
- 熱性けいれんを予防する効果はない
- 誤解しがちだが，坐薬よりも経口薬のほうが早くよく効く
- 熱を下げるのが目的ではなく，辛さをとることによって，食事が摂れる，眠れるようにするために使う（→定期処方は原則しない！）
- 1～2時間で1℃下げるくらいの効果しかなく，4～6時間すれば効果は切れてしまうことをきちんと説明する
- 1回6時間以上あけて使用する
- 外から温め過ぎない（過剰な着込み，暖房ガンガンはNG）
- 小児にNSAIDsの使用は原則禁忌

登校許可（第2種）
インフルエンザ：発熱から5日が経過＆解熱後2日
アデノ：症状消失して2日
麻疹：解熱後3日
風疹：発疹が消失
ムンプス：唾液腺腫脹が消失＆発症から5日が経過
水痘：発疹がすべて痂皮化
百日咳：特有の咳消失 or 抗菌薬が終わったら

Amasawa's advice

❶ 赤ちゃんはすっぽんぽんにして診察しよう！

❷ 上気道炎，胃腸炎，便秘などで帰宅させる際には，具体的にどういった症状があれば再診が必要かをきちんと説明する．小児科に受診した100人中1人は，重症が紛れている．

❸ 薬を処方するときは必ず用法・用量を確認！（特に上限量注意）

カルテチェックリスト

こどもの ER

病歴

- [ ] いつもと様子が違うか
- [ ] 水分摂取はできているか
- [ ] 嘔吐・下痢は回数，1回量，性状，色（血液の混入ないか），順番
- [ ] sick contact
- [ ] 日中様子をみられる人はいるか
- [ ] ワクチン接種歴

ROS

- [ ] 意識障害
- [ ] 発熱
- [ ] 不機嫌
- [ ] 間欠的啼泣
- [ ] 耳さわり（耳痛）
- [ ] 咳
- [ ] 嘔吐
- [ ] 腹痛
- [ ] 下痢
- [ ] 血便
- [ ] 咽頭痛
- [ ] 鼻水
- [ ] 呼吸困難
- [ ] 胸痛
- [ ] 乏尿

身体所見

- [ ] general appearance（活気，顔色など）
- [ ] 眼球結膜充血
- [ ] 項部硬直
- [ ] 口腔内所見（発赤，扁桃白苔，いちご舌，粘膜疹，点状出血など）
- [ ] 肺音
- [ ] 腹部所見（腹部腫瘤，dance 徴候，肝腫大，鼠径部・陰嚢膨隆など）
- [ ] 皮疹（水疱，紫斑，BCG 痕の発赤，手足の紅斑など）
- [ ] 虐待痕（特に見えないところ，新旧混在，多発性など）
- [ ] 耳鏡所見（発赤，膨隆，内陥など）

天沢が
研修医時代に
感じたこと

こどもの被曝量について

　2章31（p.186）に引き続き，放射線被曝量の話をしていきます．発生学で習ったと思いますが，重要な器官が形成される時期はだいたい妊娠4～25週になります．そのため，この時期における被曝の影響が懸念されています．国際的な基準として，**妊娠中は100～200 mGyを超えると胎児に影響が出てくる可能性がある**と言われています（成人とは違い，胎児への被曝線量を測るにはSvよりもGyで記すほうがbetter）．それを踏まえたうえでそれぞれの検査でどれくらい妊娠中の被曝線量があるのかを見ていきましょう．

　だいたい，**胸部X線が0.01 mGy，腹部X線が1.5 mGy**になります．そして，**腹部CTは8.0 mGy，骨盤部CTは25 mGy**と言われています．厳しめに100 mGyをしきい値で考えてみても，腹部〜骨盤CTは一応3回までとれる計算になりますね（もちろん少ないに越したことはないですし，50 mGy以下にしておいたほうがいいとする意見もあります．最新の機種ではもっと被曝量を少なくできるので，1〜2回ならばそんなに心配することはないと思いますが，いずれにせよきちんとわかったうえで説明をすることが肝心です）．そしてここからはやや意外かもしれませんが，**頭部・頸部CTは0.005 mGy，胸部CTは0.06 mGy**とかなり小さい値なのです．頭部・頸部CTのほうが胸部X線1枚より少ないというのは，少々意外じゃないですか？

妊娠しているからX線・CTなんて絶対無理っ！　と思っている患者さんでも，「海外旅行に行くより被曝しませんよ〜」など具体的な説明を交えることで，案外すんなりとご理解をいただけることはよくあります（もちろん撮る必要性が高いとき！）．

　さて，話は変わりますが，2章31「頭部外傷（軽症）」のところで頭部CTの適応について一通りあげました．しかし，ガイドラインに記載されている「2歳以下」を著者はあえて外していることにお気づきでしょうか．なぜなら，**こどもは大人よりも2〜3倍被曝量が多く**なり，その後の成長や健康にどの程度影響するか不明な部分もまだまだ多く，適応については**もっと慎重になったほうがいい**と考えるからです．「"2歳以下は適応"とガイドラインに書いてあるから」という理由で，なんでもかんでもCTを撮るのは決して賢い選択ではないでしょう．

　訴訟に怯えたマニュアル通りの冷たい対応ではなく，**その子の将来までしっかり考える**（逆にいえば出血の可能性が高いと判断すれば迷わず頭部CTを撮る）ような，心のこもった医療を提供して欲しいなぁと思います．

48 熱性けいれん

主な検査
- should 特になし（！）
- sometimes 採血（＋ NH_3），血ガス，flu 検査，RSV 検査
- rarely 頭部 CT/MRI，腰椎穿刺，尿検査，血液培養，脳波

症状
全身性けいれん（特に上肢），眼球上転，泡沫状唾液，チアノーゼ

けいれんを止める
ジアゼパム：0.5 mg/kg 注腸（※静注なら 0.3〜0.5 mg/kg）
ミダゾラム：0.2 mg/kg 頬・鼻腔（※静注なら 0.1 mg/kg）

単純型熱性けいれん
① 基礎疾患のない 6 か月〜6 歳児で発熱を伴う
② 左右差なし
③ 1 回のみ & 15 分未満の持続時間
→ 上記すべてに該当し，診察時に意識清明ならば帰宅可能．

予防について
- 基本は不要だが，複合型 or 希望が強ければダイアップ® 4〜6 mg sp 使用
- 2 回目の予防は 8 時間後に入れる（※熱が下がった場合は不要）
- ダイアップには眠気，ふらつき，興奮などの副作用もある
- 5 分以上けいれんが続いたら救急車を呼ぶようにしてもらう
- 再発率は通常 30％だが，家族歴や 1 歳未満発症であると 50％に UP

要精査

- 6か月以下もしくは6歳以上
- 単純型ではない（無熱性など複合型が疑われる）
- 意識障害遷延やTodd麻痺あり
- 髄膜刺激徴候や皮下出血斑あり

複合型の鑑別（1G2C3E）

Gastroenteritis：胃腸炎関連
CNS：頭蓋内病変（もやもや病など），髄膜炎
Crying：泣き入りひきつけ
Endocrine：ケトン性低血糖
Electrolytes：電解質異常
Epilepsy：てんかん

Amasawa's advice

❶ 実際には自然に頓挫することも多いため，薬剤投与が必須というわけではない．
❷ 解熱薬と予防薬を同時に使うときは30分以上間隔をあける．
❸ フェニトインなどの抗けいれん薬を使うときは必ず専門医に相談を！

カルテ
チェックリスト

熱性けいれん

病歴
- [ ] 発症前の状態（発熱，頭痛，不穏など）
- [ ] 発作時の様子（持続時間，部位，左右差，間代性発作かなど）
- [ ] 発作後の状態（意識レベル，麻痺の有無など）
- [ ] 既往歴（特に頭部外傷，出生時仮死，発達異常）
- [ ] 家族歴
- [ ] witness
- [ ] 発作の頻度

ROS
- [ ] 発熱
- [ ] 不機嫌
- [ ] 意識障害
- [ ] 頭痛
- [ ] 腹痛
- [ ] 呼吸困難
- [ ] 嘔吐
- [ ] 下痢
- [ ] 冷汗
- [ ] 麻痺

身体所見
- [ ] 髄膜刺激徴候
- [ ] 瞳孔（対光反射，眼球偏位など）
- [ ] 肺音
- [ ] 皮疹（皮下出血斑など）
- [ ] 外傷痕（特に頭部）

49 喘息

主な検査
should 特になし（！）
sometimes 胸部X線，採血（＋血ガス），flu 検査，RSV 検査

red flag
・SpO_2 ＜ 94％（※ PEFR＜80％，$PaCO_2$ 貯留でも代用可）
・単語を区切って話す
・冷汗

high risk
（1）2度目の受診
（2）1年以内に入院歴あり（特に挿管した場合）
（3）ここ最近，発作の頻度が増えている
（4）ステロイド内服中
（5）アドヒアランス不良

初期対応
①**β_2 刺激薬**：ベネトリン® 0.5 mL 吸入を 20 分間隔で 3 回まで
　　　　　　※小児は（〜10 kg）0.1 mL，（10〜15 kg）0.2 mL，（15 kg
　　　　　　〜）0.3 mL
②**ステロイド**：上記無効の場合に
　　　　　　ソル・メドロール® 1 mg/kg（成人は 80〜125 mg）
　　　　　　or プレドニン® 1 mg/kg
　　　　　　or サクシゾン® 5 mg/kg

その他の治療

① **アドレナリン**：ボスミン® 0.3 mg sc を 20 分間隔で 3 回まで
② **抗コリン薬**：アトロベント® 20 μg を 1〜2 噴霧．15 分間隔で 3〜4 回まで．中等度以上に．緑内障や前立腺肥大症に注意
③ **マグネシウム**：Mg 1〜2 g を 20 分で DIV．重症のみ．血圧低下に注意

胸部 X 線の適応

① **高熱**
② **治療抵抗性**
③ **免疫不全**

※肺炎，気胸，縦隔気腫などの合併症にも注意を！

処方

① **β_2 刺激薬（貼付）**：ツロブテロールテープ（0.5〜3 歳未満）0.5 mg を 1 枚/日，（3〜9 歳未満）1 mg を 1 枚/日，（9 歳以上）2 mg を 1 枚/日
② **LT 拮抗薬**：オノン® 7 mg/kg/日 分 2（最大 450 mg/日）
  キプレス® 5〜10 mg/日 分 1
③ **鎮咳去痰薬**：アスベリン® 2〜3 mg/kg/日 分 3（最大 120 mg/日）
  ムコダイン® 20〜30 mg/kg/日 分 3（最大 1,500 mg/日）
④ **吸入ステロイド**：アドエア® 50〜100 μg/回 1 日 2 回吸入
⑤ **ステロイド内服**：デカドロン® 0.15 mg/kg 分 2
  （最大量は成人 8 mg/日，小児 4 mg/日）

誘因

感染，ペット，タバコ，ハウスダスト，気候，運動，ストレス

アスピリン喘息

- **女性**＋**鼻茸**＋**NSAIDs 使用歴**で積極的に疑う
- 全喘息のうち **10%** を占める
- mPSL（ソル・メドロール®），ヒドロコルチゾン（サクシゾン®，ソル・コーテフ®），PSL（プレドニン®），ビソルボン®吸入は禁忌

アスピリン喘息への対応

① **β_2 刺激薬吸入**：ベネトリン 0.5 mL 吸入 を 20 分間隔で 3 回まで
② **アドレナリン**：ボスミン 0.3 mg sc を 20 分間隔で 3 回まで
③ **ステロイド**：デカドロン 4〜8 mg or リンデロン 4〜8 mg
④ **LT 拮抗薬**：シングレア 10 mg
※すべて商品名

Amasawa's advice

❶ 重症例では挿管の準備も！（※鎮静にはケタミン 1〜2 mg/kg などを使う）
❷ 噴霧薬使用後はうがいを忘れないこと！（真菌感染予防）
❸ 咳・痰が強くなければ，ビソルボン®吸入は基本的に不要.

**カルテ
チェックリスト**

喘息

病歴

- [ ] last attack
- [ ] 発作の頻度
- [ ] 誘因
- [ ] 異物誤飲のエピソード

ROS

- [ ] 喘鳴
- [ ] 発熱
- [ ] 不機嫌
- [ ] 流涎
- [ ] 呼吸困難
- [ ] 意識障害
- [ ] 咳
- [ ] 下痢
- [ ] 嘔吐
- [ ] 冷汗

身体所見

- [ ] 努力様呼吸（陥没呼吸，呼吸補助筋の使用，多呼吸など）
- [ ] 肺音（stridor, wheezes, crackles など）
- [ ] 頸静脈怒張
- [ ] 皮下気腫
- [ ] 皮疹

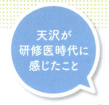
天沢が研修医時代に感じたこと

喘息にステロイドは敷居が高い!?

「ステロイド」というと,感染症,消化管潰瘍,耐糖能異常,緑内障,白内障,骨粗鬆症,精神障害,不整脈,ミオパチー,浮腫,cosmeticな問題など,副作用のイメージが先行する人も多いかもしれません.

　しかし,**ステロイドの急性毒性は極めて少ない**と言われています.救急外来でステロイドの使用をためらう人を時々見かけますが,必要な状況であればしっかり使いましょう.もちろん,元々 steroid user だったり,糖尿病や active な感染など注意するべき場面もありますが,そうでなければ数日使用する程度であれば副作用が問題になることはほとんどありません(スパっと切りましょう).

　よく使うステロイドを表にして次に載せておきます.初期対応のところで,ソル・メドロール® 1 mg/kg もしくはサクシゾン® 5 mg/kg と記載しましたが,次の表を参照するとコルチゾールの量が合致することがわかりますね(プレドニン® は誤差範囲内).ですが,アルドステロンの配合の違いがあるため,高血圧を合併している人には前者のほうが better であるという理解も容易いでしょう(ステロイドパルスには mPSL を使いますが,アルドステロンを入れないためというのが理由です).なぜ? と合わせて考えると,理解もスムーズになりますし,格段に面白くなるんじゃないでしょうか.

　ステロイドの基本的な使い方(病棟など)もお話しておきます.結

論からいうと，**初期に必要十分量を使用し，徐々に漸減していく**のが GOOD な使い方です．また，同じ量でも**分割したほうが効果は大きい**と言われています（不眠の原因になるため朝・昼分2など工夫しましょう）．減らし方は1～2週間で10％ずつ減量し，10 mg 以下になったらさらに慎重に減量していく，という感じです（健常人でも PSL 3～5 mg/日程度を分泌しており，急に中止するのは NG）．

最後にもう1つ！ 常に肝に銘じておいて欲しいのは，steroid user は**炎症反応があてになりにくい**ことと，**副腎不全が起こりうる可能性**です．これらは意外と忘れがちなので，気をつけてください．

以上，ステロイドの基本でした．余裕が出てきたら，もっと突っ込んで学んでみるといいと思います．ステロイドってまだまだわかっていないことも多く，とっても面白い薬なんですよ．

代表的なステロイドの基本事項

商品名	一般名	COR	ALD	主な用途	半減期
サクシゾン ソル・コーテフ	ヒドロコルチゾン	1	1	喘息，副腎不全	1 h
プレドニン	プレドニゾロン	4	0.8	通常	2 h
ソル・メドロール	メチルプレドニゾロン	5	0	ステロイドパルス	2 h
デカドロン	デキサメタゾン	25	0	アスピリン喘息	3 h
リンデロン	ベタメタゾン	25	0	アスピリン喘息	3 h

※ COR = cortisol，ALD = aldosterone の略．
※半減期は目安．

50 心不全

主な検査
①採血：＋凝固，BNP，心筋逸脱酵素（＋血ガス）
②胸部X線：肺血管陰影増強，心拡大（CTR＞55％），胸水，間質性浮腫
③心電図：不整脈（特にAf），虚血性変化，脚ブロック，左室肥大
④心エコー：EF，壁運動異常，逆流，IVC径，弁膜症
⑤血液培養：感染を疑う場合に．必要あれば痰培養・尿培養なども

Clinical Scenario
CS 1：急性発症＆ sBP＞140 mmHg
CS 2：慢性発症＆ sBP 100〜140 mmHg
CS 3：sBP＜100 mmHg
CS 4：ACS
CS 5：右心不全

原因
①心疾患：ACS，不整脈，大動脈解離，弁膜症，心筋症，心筋炎，高血圧，CHFの急性増悪，収縮性心膜炎，心タンポナーデ
②頻脈：貧血，感染症，甲状腺機能亢進症，肺塞栓症，肺高血圧症，ビタミンB_1欠乏，尿毒症，褐色細胞腫，妊娠
③生活：薬の飲み忘れ，水分・塩分過剰摂取，ストレス（過労など），アルコール多飲，refeeding症候群

初期対応

CS 1（HFpEF）：RAS 阻害薬，ミオコール®（/ニトロ）噴霧・舌下投与，（hANP），（フロセミド）

CS 2(EF 低下)：フロセミド 20〜40 mg で開始．20 分で反応をみて増減．

CS 3（心原性ショック）：NAD，DOB，PDE-Ⅲ 阻害薬，NPPV など

※ IABP は予後を変えない．

代表的な循環作動薬

ノルアドレナリン（NAD）：昇圧メイン．0.05〜0.4 γ で

ドブタミン（DOB）：β 作用のみ．後負荷を下げる．20 γ まで．長期使用しないことが望ましい

ミオコール®（硝酸薬）：0.05〜0.1 γ で開始．20 γ まで．10 分毎に評価し 0.1〜0.2 γ ずつ増減する

ミルリーラ®（PDE-Ⅲ阻害薬）：血管拡張＆強心薬．50 μg/kg で loading し，0.25〜0.75 γ で

イノバン®/カタボン®（DOA）：5 γ 以上で昇圧作用．20 γ まで．最近ではあまり使わない傾向に

カルペリチド（hANP）：利尿薬・心筋保護．0.0125〜0.2 γ で．長期予後は変えない

モルヒネ：呼吸困難も改善する．初回は 3〜5 mg/回 で

慢性心不全の管理

① **生活指導**：塩分制限，適度な運動，服薬管理

② **降圧薬**：β 遮断薬，RAS 阻害薬，スピロノラクトン

③ その他：フロセミド，ニトログリセリン貼付，ミオコール噴霧

※ スピロノラクトンは，主に①血圧を下げる，②慢性心不全の死亡率を下げる，③低 K 血症の補正という 3 つの作用を期待する．

BNPについて

（上昇しにくい）**MS**, MR, 肥満

（上昇しやすい）**高齢者**, **Af**, **腎不全**, 肺疾患

※100以下であれば心不全を除外できる．（75歳以下なら185以下）

Amasawa's advice

❶ 肺炎と鑑別困難なことがあり，両者を合併していることもままある．
❷ 心不全は"症候"であり，原因を解除することが大切！
❸ 心エコーに自信がなくても，毎回必ず当てるようにしよう！

心不全

病歴
- [ ] 体重の変化
- [ ] 心疾患の既往
- [ ] 飲酒歴（量や頻度など）
- [ ] 普段の食事（量，内容など）
- [ ] 服薬状況
- [ ] 血管リスク（HT，HL，DM，タバコ，家族歴）

ROS
- [ ] 呼吸困難
- [ ] 咳
- [ ] 喀痰
- [ ] 起座呼吸
- [ ] 体重増加
- [ ] 発熱
- [ ] 胸痛
- [ ] 背部痛
- [ ] 動悸
- [ ] 冷汗

身体所見
- [ ] 血圧の左右差
- [ ] 貧血
- [ ] 頸静脈怒張
- [ ] 肺音
- [ ] 心音（特にⅢ音）
- [ ] 肝腫大
- [ ] abdominal jugular reflux
- [ ] 下腿浮腫
- [ ] 末梢冷感

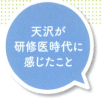
天沢が研修医時代に感じたこと

心不全と検査の話

　問診・身体所見が非常に大切である「心不全」のところでこんな話をするのもどうかと迷ったのですが（笑）．ちょっとだけ語りますね．

　問診・身体所見を合わせることで9割は診断がつけられると言われています．これは総合診療科の熟練者の意見なので，一般医なら8割程度，初学者だと5割くらいと言ったところでしょうか．この差はなにで生まれるのかというと，鑑別を思いつく差……もなくはないですが，問診・身体所見のとり方の差が大きなウエイトを占めると個人的には思っています．そもそも鑑別をあげられなければ，それに付随した事柄を問診・身体所見で集めていくことができないため，鑑別を挙げる能力の差と捉えられがちなのですが，患者さんからの情報の引き出し方や身体所見の精度は，そもそも経験や才能（センス）がものをいいます．

　ま，とりあえずMAX 8割としておきましょうか．こう見ると，やはり病歴・身体所見のウエイトがすごく大きいと実感できますね．しかし，2割はこれらだけでは診断できないということも見逃せない事実です．問診・身体所見で診断がつくのに不要な検査をすることは全く無意味だと思いますが，問診・身体所見でわからないときには潔く検査に頼ることも必要です．

　特に高齢者の場合，採血や画像をとってみないとわからないものな

ど山のようにあります．また，痛み系が主訴である場合は個人差が大きく，画像や検査値と合わせて**客観的な指標で判断する**ことも大切な視点になります．例えば，壊死性筋膜炎なのにあまり痛がらない人，虫刺されなのに極端に痛がる人など主観的な表現が必ずしも病勢を反映しないため，冷静に判断することが必要なのです．

最近は，**病歴・身体所見をしっかりとって検査前確率を十分に上げてから検査をオーダーする**ということが求められつつあります．著者もそれには同意ですが，一病態で説明がつけられる場合ばかりではありません．現在……そしてこれからますます高齢化していく医療を考えるうえで，**客観的な指標に頼るのも大事**，というスタンスをもっておくことも悪いことではないのです．

オマケの話ですが，患者さんが苦しがっているのに，JVP の所見をとらなきゃ明日プレゼンで叱られる（汗）と，無理に仰臥位にして心不全を悪化させてしまった研修医の先生がいました．これは本末転倒もいいところ．他の所見で心不全らしさが十分に高いのであれば，所見集めに勤しむのではなく，早く治療に進んで欲しいところです．

51 低血糖

主な検査
should デキスター
sometimes 採血（＋血ガス），尿検査（＋ケトン体），血液培養

鑑別（ABCDEF）
Alcohol：アルコール
Bacteria：敗血症
Child：小児（脱水，ケトン血性低血糖など）
Drug：血糖降下薬（特にSU薬），インスリン，β遮断薬，ST合剤，
　　　　ニューキノロン系，非定型精神病薬，RAS阻害薬
Endocrine：副腎不全，慢性膵炎，インスリノーマ，IAS
Fasting/**F**ailure：低栄養，胃切除後（ダンピング症候群など），腎不全，
　　　　肝不全

初期対応
po：ブドウ糖10〜20 g（※ジュースでも可）
iv：50％ブドウ糖 40 mL（2 A）（※子どもは20％ブドウ糖 2 mL/kg）
im：グルカゴン 1 mg（※上記無効のときに，ivでもOK）
※補正前にビタメジン 200 mg iv を投与する．（※入院後3〜5日継続する）
※安定するまでは15分〜1時間ごとに再検．
※5％ブドウ糖は脳浮腫になる危険があるため使用しない．

低血糖が遷延するとき
① 10％ブドウ糖 100〜200 mL/hr CIV
② ヒドロコルチゾン 100 mg iv/po

③オクトレオチド（サンドスタチン®）　50〜100μg sc

補正後も遷延する意識障害があるとき
①他の原因（けいれんなど）
② refeeding 症候群
③低血糖性脳症

refeeding 症候群のリスク
・るいそう（BMI＜18）
・体重減少（3 か月で10％減少）
・栄養摂取不良
・電解質異常（K↓・P↓・Mg↓）
・アルコール依存
・インスリン使用中

※2つ以上のリスクがあればカロリー制限（10 kcal/kg/日），水分制限（1.5 L/日）で栄養療法を開始する．
※心不全，不整脈，横紋筋融解症，呼吸不全，筋力低下，イレウス，耐糖能異常，意識障害などを起こしうる．

Wernicke 脳症の原因
アルコール，極端な低栄養，寝たきり，慢性下痢，低 Mg 血症，甲状腺機能亢進症，妊娠悪阻，消化管手術後，吸収不良症候群

Wernicke 脳症の診断（MEAL）
Malnutrition（栄養失調）
Eye movement disturbance（外眼筋麻痺）
Ataxia（小脳失調）
Level of consciousness（意識障害）

※2つ以上で感度83％．
※Wernicke 脳症の死亡率は10〜20％と高い．

Amasawa's advice

❶ 神経学的所見が出て脳梗塞に類似することがある！
❷ 重症患者（ショック状態など）のデキスター値はあてにしない！
❸ 原因が長期作用型インスリン・血糖降下薬（特に SU 薬），原因不明，元の状態に戻らない，経口摂取不可，独居，夜間受診であれば経過観察入院が望ましい！

カルテ
チェックリスト

低血糖

病歴
- [ ] 普段の血糖コントロールについて（薬，量，服薬状況など）
- [ ] 普段の食事（量，内容，間食など）
- [ ] 飲酒歴（量や頻度など）
- [ ] ステロイド内服歴
- [ ] 最近始めた薬剤（特に抗菌薬や降圧薬など）
- [ ] sick day（下痢，嘔吐，食欲不振，発熱など）
- [ ] 胃切除の既往

ROS
- [ ] 意識障害　　- [ ] 発熱　　- [ ] 悪寒・戦慄　　- [ ] 冷汗　　- [ ] 動悸
- [ ] 麻痺　　- [ ] しびれ　　- [ ] 言語障害　　- [ ] 振戦　　- [ ] けいれん
- [ ] 精神異常　　- [ ] めまい　　- [ ] 嘔吐　　- [ ] 口渇　　- [ ] 体重減少

身体所見
- [ ] 顔面蒼白
- [ ] るいそう
- [ ] 眼球運動障害
- [ ] インスリン痕
- [ ] 神経学的所見

52 高血糖

主な検査

- **should** 採血，血ガス，尿検査（＋ケトン体）
- **sometimes** 心電図，血液培養
- **rarely** 胸部X線，腹部エコー，頭部CT/MRI，腹部CT

DKA vs HHS

	DKA	HHS
背景	1型糖尿病，若年者 （※1/4が初発）	2型糖尿病，高齢者 （※1/2が初発）
病態	インスリン**絶対的**不足 **アシドーシス**	インスリン**相対的**不足 高度の脱水（Posm＞320）
尿ケトン体	＋＋＋	－
その他の症状	腹痛，フルーツ臭	神経症状
治療目標	アシドーシスの改善	脱水の改善

※約20〜30％はオーバーラップするため厳密な区別は難しいことも．

初期対応

① **輸液**：生理食塩水1 L/hrで1〜2 L．その後250 mL/hrで．BS＜250 mg/dLになったら，5％ブドウ糖液100〜500 mL/hrに変更（※心・腎機能低下あるときは量に注意！）

② **インスリン**：生理食塩水1 L輸液したら，HuR 0.1 U/kg iv（成人のDKAのみ．なくてもOK）．その後，HuR 0.1 U/kg/hr持続静注し，1時間あたり最大でBS 100 mg/dLずつ下げる．BS＜250 mg/dLになったら0.05 U/kg/hrに減量（※HHSならこの段階でscに変更可）

③ **K補正**：（5以上）K補充中止，（4〜5）K 20 mEq/hr，（3〜4）K 30 mEq/hr，（3以下）K 40 mEq/hrで補正．K 4〜5 mEq/Lを維持する

対応時の注意点 15 の掟

(1) 治療による重大な合併症（不整脈，ODS，低血糖など）を起こすことがあるため，レジデント 1 人では決して対応しない！
(2) 心電図モニター装着下で補正すべし．
(3) 1〜2 h ごとに血ガスをとり，血糖値，K，pH（Dextrose, K, Acidosis）の 3 つをチェックする！
(4) 偽性低 Na 血症（BS 100 mg/dL ↑で Na 2 mEq/L ↓），偽性高 K 血症（pH 0.1 ↓で K 0.5 mEq/L ↑）の補正を忘れないこと！
(5) メイロン® は使わなくていい．
(6) Na 高値があれば，生食→1 号液に変更する．
(7) K < 3.0 mEq/L になったら，インスリンはいったん中止．
(8) K 補正には KCL 20 mEq ＋ 生理食塩水 500 mL を使う（×原液）．
（※厳密な管理ができるならば KCL 20mEq ＋生食 100mL でも可）．
(9) P・Mg が低ければ補正を行う（稀）．
(10) HuR（100 U/mL）の持続静注は，HuR 0.5 mL ＋生食 49.5 mL で 1 U/mL の組成にする．
(11) 持続静注だけで血糖値が下がらなければ，0.1 U/kg iv を追加する．
(12) BS＜250mg/dL で血糖値が下がりすぎる場合は，5%ブドウ糖から 10%ブドウ糖 50〜250 mL/hr に変更する．
(13) DKA でも経口摂取できるようになれば sc に変更可．
（※ sc 変更 2 h 前まで持続静注を継続する）
(14) IN/OUT（特に尿量）をきちんと管理する．
(15) 悪化したきっかけ（感染，ACS，膵炎，暴飲暴食など）を探るべし．

入院後の対応

①内分泌科・眼科コンサルト
②肺水腫に注意
③精査（HbA1c，抗 GAD 抗体，ピルビン酸，CPR，蓄尿，エコーなど）
※当面は BS 140〜180 mg/dL を目標にする．

インスリンについて知っておきたいこと

- 超速効型は約15分で効果が出て，3時間程度効果が持続する
- 1単位あたり約20〜40 mg/dL低下すると言われるが，個人差が大きい
- 1日4検（各食前，眠前）で血糖値を測定する
- インスリンは1つ前で調整する
  （例：昼の血糖値だけ高いならば朝の超速効型インスリンを増量する）
- 食事量が安定しないときは食直後投与に切り替え，30％以下はskip，30〜70％は半量，70％以上は全量を投与するとうまくいきやすい
- 経口摂取不可の場合は持効型インスリンのみ継続する

インスリン投与量（目安）

70歳以上 or 腎機能障害あり：0.2〜0.3 U/kg

70歳未満 and 腎機能障害なし：0.4〜0.5 U/kg

→半分を持効型インスリン，残り半分を3分割して各食前の超速効型インスリンに割り当てる．

血糖降下薬（目安）

HbA1c＜8.4％：BG薬（＋DPP-4阻害薬）

HbA1c＞8.4％：BG薬＋DPP-4阻害薬＋SU薬（orインスリン）

※BG薬は高齢者（＞70歳），腎機能障害がある人では使用注意！

DPP-4阻害薬の使い分け

腎排泄型：ジャヌビア，ネシーナ

肝排泄型：エクア，テネリア

胆排泄型：トラゼンタ

※すべて商品名

スライディングスケール（SS）の例

～70：低血糖指示（10 g ブドウ糖摂取し，30 分後再検 & Dr. call）
71～150：低血糖症状あれば上記指示に準じる
150～200：HuR 2 U sc
201～250：HuR 4 U sc
251～300：HuR 6 U sc
301～350：HuR 8 U sc
351～400：HuR 10 U sc
401～：Dr. call

Amasawa's advice

❶ スライディングスケール(SS)は長期コントロールには向かない．
❷ BG 薬は造影剤使用で乳酸アシドーシスの危険あり．造影後 48 時間は中止を指示する．
❸ Asp はノボラピッド®，Lis はヒューマログ®，G はランタス®，D はトレシーバ®，HuR はヒューマリン®R の略．

カルテ
チェックリスト

高血糖

病歴
- [ ] 普段の食事（量，内容，間食など）や運動習慣
- [ ] ステロイド使用歴
- [ ] HbA1cの最近の推移
- [ ] 体重の推移（特に20歳時の体重と最大体重）
- [ ] 糖尿病の合併症（神経，眼，腎臓，大血管，足壊疽など）
- [ ] 眼科受診歴
- [ ] 普段の血糖コントロールの方法（食事，薬，インスリンなど）
- [ ] 出生歴（巨大児，低体重児など）

ROS
- [ ] 発熱
- [ ] 意識障害
- [ ] 腹痛
- [ ] 嘔吐
- [ ] 下痢
- [ ] 麻痺
- [ ] しびれ
- [ ] 冷汗
- [ ] 動悸
- [ ] 振戦
- [ ] 口渇
- [ ] 多飲・多尿
- [ ] 体重変化
- [ ] 難聴
- [ ] 精神異常

身体所見
- [ ] Kussmaul呼吸（深くて速い呼吸）
- [ ] 口腔内衛生状態（う歯や歯周病など）
- [ ] 脱水所見（口腔内，腋窩，ツルゴールなど）
- [ ] 深部腱反射（特にアキレス腱）
- [ ] 足背動脈の触知
- [ ] 下肢振動覚，知覚異常
- [ ] 下肢の皮膚病変（白癬，爪病変，カンジダなど）

天沢が研修医時代に感じたこと

高血糖で注目すべきもの

　救急外来でDKAやHHSを診断して治療をする際に，皆さんはどのような点に最も気をつけて対応しているでしょうか．多くの研修医の先生は「血糖値を急激に下げ過ぎないこと！」と答えてくれます．その理由を尋ねると，「低血糖になるよりは高血糖のほうがまだマシ」，もしくは「浸透圧性脱髄症候群（ODS）にならないために」という返答が返ってきます．なるほど．よく勉強しているなぁ〜と関心するばかりです．

　それでは，天沢はどうかというと……「K値」にほぼ集中しています．もちろん，上記のことが頭にないわけではありませんが，再検待ちの合間もモニター波形が変わりないかスタッフみんなに協力してもらいながら，ちょくちょく見るように意識しています．

　生理学の復習ですが，ブドウ糖5gの代謝にはインスリン1UとK 1 mEqが必要になります．インスリンをどれくらい使えば血糖値がどれくらい下がるかは，個人差はあれどおおよその予測はつきます．しかし，上記に加えて，多尿，アシドーシスの解除などKが下がる要素は複合的であるため，なかなか予測がつきにくいのがKの怖いところなのです．

　1時間後の再検結果が出たときに「Kは7.2→6.2 mEq/L．心電図変化はありません．血糖値は850→770 mg/dL．他に異常所見なし．

まずまずですね」なんて，K値からさらっと報告をする研修医の先生がいたら，「こやつ相当できるな」と思いますね．

第 **3** 章

カルテの役割と実際

1 カルテの3つの役割

皆さんは,「カルテ」の書き方について,きちんと教わったことがあるでしょうか.SOAP形式とかそういうお作法的なことは大学で教わったかもしれませんが,具体的な書き方については教わったことがないという方も多いと思います.そのため,結局我流にならざるをえない部分があるのではないかと思います.

いわゆる「カルテはこう書くべし!」みたいな本を読んでも,ガチガチのテンプレートで,実際にはあまり使い勝手がよくありません(失礼!).まぁ…本来は丁寧にすべてを網羅的に書くべきなんでしょうが,そんなキレイ事ばかりも言っていられません(笑).

冒頭でもお話したとおり,本書が目指すべきはもっと実践的な内容です.「デキる研修医」「デキる指導医」は必ずと言っていいほど,**カルテの書き方が上手**です.短くても必要なことがギュッと詰まっている珠玉のカルテは,いつみても惚れ惚れするものです.逆に,ダラダラ書いていても中身がないカルテは読む気すら起きない(笑).本書で学び,「先生って本当に研修医なの!?」と言われるくらいをまずは目指していきましょう!

さて,そこでいきなりカルテはこう書くべし!みたいな話をしても,皆さんのモチベーションを上げることが非常に難しいことは知っています(笑).なので,まずは適切な動機づけから入っていきたいと思います.**なぜそれをしなければならないのか**ということがわかれば,皆さんの意欲も自ずと高まっていくだろう! という狙いです.

まず,つまらない話を1つ.

> **医師法 24 条**
>
> 医師は，診療をしたときは，遅滞なく診療に関する事項を診療録に記載しなければならない．2 項　前項の診療録であって，病院又は診療所に勤務する医師のした診療に関するものは，その病院又は診療所の管理者において，その他の診療に関するものは，その医師において，5 年間これを保存しなければならない．

　要は，診療をしたら必ずカルテを書いて保存しておくこと．という決まりみたいです．「遅滞なく」というところがやや気になる表現ではありますが，具体的な書き方の決まりはないようです．

　さて，本題．著者が考えるカルテの役割は以下の 3 つになります．

重要　カルテの役割 3 つ

- ①公文書
- ②情報共有
- ③治療方針の見直し

なんだか，まだ堅苦しいな…（笑）．

わかりやすく言い換えると，
❶裁判になったときに自分を守ってくれる唯一のもの
❷スタッフ間の連携をスムーズにするもの
❸患者さんに適切な治療をしているかフィードバックできるもの

ということです．

　つまり，カルテは自分，スタッフ，患者さんという医療全体を支える大

きな架け橋なのです．大げさだな〜と思うかもしれませんが，いい診療にいいカルテは欠かせません．

　患者さんへのアウトプット効率を上げられ，チーム医療を言葉だけでなく体現することができ，いざというときに自分の身を守ってくれる．これほど簡便で効率のよいツールが他にあるでしょうか？

　ここでは，総論的なところを触れると同時に，ある程度病棟業務の方に主眼を置いてお話をしていきます．もちろん，救急外来でも応用できるものではありますが，そこはうまく活用してください．それができるようになってくれば，さらに面白くなってくることを保証しますよ！　また，本書に書いていないことでも自分がいいなと思ったやり方があれば，自分のスタイルに合わせて本書をupgradeしていってください．

2 カルテは公文書

「上級医のおれが責任をもつから」
「研修医に責任はないよ」

上記のような映画・ドラマ顔負けのセリフを言われたとしても，いざというときに守ってくれるかどうかは甚だ疑問です（^^;）．

適切に説明がなされたのか，適切な治療が行われていたのか，適切な連携はとれていたのか，これらの判断は**基本的にカルテでしか行われません**．いわゆる言った・言っていないの水掛け論には全く意味がなく，**公文書に書かれていなければ「言っていない」**とみなされるわけです．

また，恐ろしいのが，たとえ書き間違えてしまったとしても**完全に削除することはできない**ということです．たとえば，右の肺癌を間違えて「左肺癌」と表記してしまったとしましょう．もし，ミスが重なり手術で左の肺を取ってしまった場合，これは当然ながらアナタの責任も問われます．仮にすぐに間違いに気づき「左→右」に修正したとしても，一度間違えたという事実は追及されるでしょう．「そんなバカなミスないだろ！」と思ったかもしれませんが，上記の例は実際過去に起きていることであり，左右の間違いはよくあるミスの1つなのです．

万が一のときに守ってくれるのは上級医でも病院でも国でもありません．**自分**しかいないのです．これからの時代を考えていくと，カルテをいかにきちんと残しておくかというのは，まさに自分自身のためでもあるわけです．自分のためと思えば，俄然やる気も湧いてくると思います．

その1：自分のためにもしっかり書こう！

3 カルテで情報共有

　読者の方は研修医の先生が主だとは思いますが，何が書いてあるのかよくわからないカルテをみた経験はありませんか？

　それは，書き方というよりも，**自分のためにしか書いていない**からだと思うんです．例えば，著者の学生時代によく話題に挙がったのは，眼○とか神経○科とかのカルテが意味不明すぎる…ということでした．勉強してみると，必要なことが書かれているのはわかるのですが，その科でしか使わないことを英語・日本語ごちゃごちゃで書かれると他科の人間はいちいち調べる手間がかかりますし，カルテの効果は激減します．こういうことを言うと「え？　こんなことも知らないの？」みたいな形で反論してくる人がいますが，自分が知っていることをさも常識のように書いてしまうことは，情報共有という点で言うと0点のカルテなのです．

　ちょっと話は逸れますが，**略語の多用**もミスリードを生む原因となります．例えば「AP」とあれば，循環器科なら「狭心症」，外科なら「虫垂炎」，代謝内分泌科なら「下垂体前葉」，基礎系なら「活動電位」とバリエーションに飛んでいます．略語の類似は他にもめちゃめちゃたくさんあります．○○科の常識と△△科の常識は必ずしも一致しない…ということはわかって使うようにしてください．

　しかし，ここまで色々と書いてきたわけではありますが，著者は情報共有さえきちんとできれば書き方に関しては自由だと思っています．正直，自分もルー○柴みたいによくなってしまいますし，皆がよく使う略語は使っています（^^;)．だって，そのほうが効率的だし….

　たしかに，誰が見てもわかる形に統一すべきという意見はごもっともだ

と思うのですが，日本語ばかりの平坦なカルテを書くとなんだか陳腐にみえるのです（例えば，英語で難しく書いてある上級医のカルテをすべて日本語にしてみてください．意外に大したことが書かれていないと思うことでしょう）．他には「糖尿病はDMじゃない！」など医療言語についてうるさく言う人もいますが，共通認識になっているならそれでいいんじゃない？　と個人的には思っています．

　さて話は逸れましたが，いよいよ本題です．実は私は，皆さんのお力をお借りしたいと思っているのです．研修医の先生のカルテは，見ていないようで案外みんな見ているもの．上級医の意味不明なカルテよりも，（特に他職種の方からすると）皆さんの噛み砕いた文章の方が参考になることがままあるからです．噛み砕いた文章を書くためには十分な理解をしていないといけないため，他職種の方が参考にしてくれるということは，皆さんがきちんと理解しているかどうかの証明でもあるのです．

　つまり，皆さんに目標にして欲しい（特に病棟業務）のは，上級医の意図を伝えられるカルテなのです．どうしてこの検査をするのか，どうしてこの治療をするのか，退院はいつ頃を見込むのか，今後のフォローはどうするのか，など上級医にとっては当たり前のこと（頭の中で済ませてしまっていること）を明確化して欲しいのです．それだけでも，皆さんのカルテは病院にとって重要な役割を発揮しますし，非常に重宝されるはずです．治療方針を自分で決めていくのに憧れる気持ちはわかりますが，まずは上級医が何を考えているのかを勉強するためにも，そのようなカルテ作りを目指すのはいかがでしょうか？

　付随してもう1つ．こちらは注意して欲しいことになりますが，いい加減なことを書く人はすべての信用をなくします．所見が「ある」にもかかわらず，「なし」と書いたり，ある程度テンプレートを使うのは構いませんが，コピー＆ペーストでいつも同じカルテで，大事な変化が書かれていなかったり．そういうことは一度でも問題に上がると，その人の信用は

地に落ちます．

　「公文書」としての役割もあるわけですから，所見の有無は大切ですし，もしわからないのならば，安易に書かないということも選択肢の１つです．どうしても書く必要があるならば上級医に相談する，もしくはきちんと勉強してから追加して書く，というのが筋でしょう．特に専門的なところは注意してください．高度に専門的な部分を研修医の先生がカルテに書いてもあまり意味がない（というか危険）のです．

　以上，まとめると研修医として書くべきことを書き，書くべきでないことは書かないと一貫することが大切になります．上級医の意図を伝えられるカルテを書けるようになるためには，自己学習だけなく，普段から上級医とコミュニケーション（報告・連絡・相談）をとるというのがポイントです．

その２：みんなにわかりやすいカルテを書くのが研修医の仕事！

4 カルテで治療方針の見直し

　病棟カルテをただのルーチンワークと感じているならば，それは十分にカルテを活かしきれていない証拠です．入院中の患者さんにどのような検査を行い，どのような治療を行っている（た）のかというのがひと目でわかるカルテは，周囲にはもちろん自分の治療の見直しにもつながります．

　例えば，ニューキノロン系とNSAIDsとの併用はけいれんを起こすため禁忌！　というのは，皆さん国試の知識でよく知っていると思いますが，臨床現場ではたびたびみかけます．ニューキノロン系で感染症治療を行っている人に，解熱薬として気軽にNSAIDsを処方…．普通ならそんなことは起こらないはずですが，病棟当直などでとっさに呼ばれてカルテをさっと見てとりあえず解熱薬！　という対応をすると起こるミスです．そういう事例はだいたいの場合，当直医の責任というよりも，元々カルテをしっかり書いていなかった主治医に責任があるのです（そもそもニューキノロン系を使う状況はほとんどないのですが…それは本シリーズ『わかる抗菌薬』，『使いこなす抗菌薬』で勉強しましょう！　笑）．あと，下痢になっているのに下剤を処方しっぱなしとかね……．素人でもわかるようなミスが普通に起こっているのです．やはり，パッと見でわかりやすいカルテ作りをしておくことは非常に重要といえるでしょう．

　また，薬剤性肝障害や薬剤熱などが生じたときにも被疑薬を特定しやすくなるというオマケ付きです．

　さらにさらに，似たような患者さんが入院したときに，前の人はどういう経過をたどってどうすればうまくいったか/いかなかったか，などを振り返るのにも役立ちます．

自分のためにもなるし，他職種の方のためにもなるし，なにより患者さんのためにもなる．いいことづくめじゃないでしょうか？　カルテを書くという医療の根幹である部分を，若いうちから身につけておくことは，薬の名前や手技を会得することよりも率先して獲得する技術だと思います．基本を疎かにしないことからすべては始まるのです．

その3：よいカルテはミスを生み出さない！

5 Admission note を書こう！

　まず超基本的なことですが，新しく入院した患者さんが来たら"Admission note"を必ず書きましょう！ Admission note とは，いわゆる入院するまでの経緯をまとめたもので，主訴（入院目的），現病歴，既往歴，家族歴，常用薬，生活歴，アレルギー，バイタル，身体所見，入院までに行った検査をまとめたものです．

　自分が初診でみた患者さんの場合にはスムーズにこれらの情報を書くことができると思いますが，他の医師がみた場合にはなかなかこれらの情報をまとめるのが困難なこともあるでしょう．そのため，自分でアナムネをあらためて取りに行きます．これは，研修医の先生の大事なお仕事の1つ．

　ただし，救急外来のときと同じように"初めまして"ではいけません．患者さんの中には「また同じ話をしなきゃいけないの？」と思う人もいます．もちろん確認の意味でもう1度話を聴くという作業も悪いことではないのですが，忙しい中で優先すべきは必要な情報を効率よく集めることですよね．しかし，患者さんはどれが必要な情報かなどわかるはずがありません．つまり，皆さんが目的意識をもたなくてはいけないのです．

　そのためにすべきことは，お会いする前にカルテである程度の情報を拾っておくことです．それだけでもアナムネの質はグッと上がるでしょう．

　まとめると，カルテで事前情報を得てから，自分の中で何を聞くべきかということを明確にし，患者さんの話を聞きに行く．そうすることで，必要な情報を過不足なく得られる，というわけです．

副次的な効果として，患者満足度も上げることができます．というのも，医療者が聴きたいと思うことと，患者さんが話したいということは一致しないことが多く，たびたびミスコミュニケーションが起きてしまっているのです．医療の本質は患者さんの中にあるにもかかわらず…，国試の必修問題で「傾聴する」と即答していたにもかかわらず……，本当に実践できる医師はごく一部のみです．

　忙しいから仕方がない！で許されていたこれまでの医療と違い，これからの医療において「患者満足度」は決して除外視できる項目ではありません．これを解決する1つの手段として，必要な情報を明確にすることが挙げられるのです．つまり，Admission note を書くということは「研修医の練習」ではなく，必要不可欠な業務なのです．

　必要な情報が何なのかが明確になれば焦る必要はなくなり，患者さんの思いを汲み取る余裕も生まれます．必要な情報を短時間で得られる能力が身についたら，5分だけでもいいので患者さんの時間だと思って話を聴いてみてください．それだけでも，患者さんとの信頼関係が築けるのでぜひ試して欲しいものです．1番患者さんに近い存在である皆さんの力が大いに発揮できるところだと思いますし，将来必ず役立つ能力に開花すると断言しますよ．ただし，若いうちに会得しなければ一生身につかない能力です．医療は医学だけではできません．ぜひ，総合的な力をつけるよう努力してみてください．

　最後に1つだけ記載内容について補足しておきます．基本的な情報の整理は皆さんできると思いますが，今，そしてこれからの時代に重要になるのが「生活歴」です．ときどき「たばこ」や「アルコール」しか書いていない人がいますが，そんなものだけで果たして"生活"が見えてくるのでしょうか（^^;）．たばことアルコールだけが人の生活を推し量る材料ではありませんよ（笑）．

特に高齢者では独居や施設入居などの暮らしのこと，普段のADL，家族構成とどこに住んでいるのか，キーパーソンは誰か，などが治療方針を決める重要なファクターにもなるのです．「医学」という「医療」の一面だけで判断する時代はもう終わりました．ぜひ，カルテの生活歴を充実させて欲しいと思います．

記載例（Admission note）

: Opening Statement

高血圧の既往のある中年女性の突然発症の頭痛，嘔吐

S

【患者背景】 48歳女性．元々ADL full
【主訴】 頭痛
【現病歴】
　3月12日まではいつも通りだった．13日の朝，突然の頭痛を自覚した．痛みは頭全体におよび，今までに経験したことがない痛みだったため救急要請となった．

【ROS】
＋：嘔吐（3回），浮動性めまい，意識障害
－：発熱，しびれ，麻痺，眼痛，頸部痛，複視，視力障害

【既往歴】
22歳：虫垂炎（→手術）
33歳：子宮筋腫（→保存療法）
高血圧（＋），脂質異常症（＋），糖尿病（－），骨粗鬆症（－）

【産婦人科歴】
妊娠の可能性：100％なし
月経：量・性状変化なし．最終は3週間前．未閉経．

出産歴：2回（うち1回は流産）．出産時のトラブルなし．

【家族歴】
父：78歳　脳卒中で他界
母：82歳　肺癌で他界

【常用薬】　フェロメア 100 mg BID
【アレルギー】　食物・薬など含めて特になし

【生活歴】
たばこ：10本/日×30年
アルコール：機会飲酒
暮らし：独居．夫とは5年前に離婚．
キーパーソン：息子（22）．大学生で遠方に1人暮らし
仕事：看護師（精神科病棟勤務）

○ 【Vital signs】
general：つらそう
JCS-1, BT 36.6 ℃, BP 173/88 mmHg, PR 62/min, RR 22/min, SpO_2 99％（r.a.）

【身体所見】
頭部：貧血（＋），黄染（−），瞳孔 4＋/4＋
口腔内：発赤（−），扁桃腫大（−），白苔（−）
頸部：LN 腫脹・圧痛（−），頸静脈怒張（−），甲状腺腫大・圧痛（−），項部硬直（−），jolt accentuation test（＋）
肺：L＝R clear, no rales
心：S1→S2, S3（−），S4（＋），no murmur
腹部：soft & flat, no tenderness, b/s moderate, tapping pain（−），Murphy 徴候（−），肝脾腫（−）

四肢：浮腫（－），皮疹（－），末梢冷感（－）

【神経学的所見】
脳神経：Ⅱ～Ⅻに有意な所見なし
運動：上肢 MMT 5/5，下肢 MMT 5/5
感覚：明らかな左右差なし．触覚・位置覚も保たれている
小脳：指鼻試験 normal，手回内・回外試験 normal，踵膝試験 normal
錐体路：Barré 徴候（－/－），Babinski 徴候（－/－），Chaddock 試験（－/－）
歩行：歩行可，Romberg 徴候（－）

【胸部 X 線】 W.N.L.
【心電図】 HR 72 bpm，NSR，非特異的な ST-T 変化あり
【頭部 CT】 クモ膜下出血＋

A

\#1 クモ膜下出血
　患者背景および病歴から SAH が十分に疑われたため，頭部 CT 施行前よりニカルジピンを開始し，sBP＜140 mmHg を目標に降圧療法を開始とした．頭部 CT をすぐに施行したところ SAH の診断となった．

\#2 子宮筋腫
　未治療の＃2 あり，鉄剤を普段から内服していた．入院中も必要があれば継続する．

P

脳神経外科コンサルト．お返事待ち．降圧は継続．

6 病棟カルテを書こう！

入院中の受け持ち患者さんについては，どんなに安定していたとしても**最低1日1回カルテを書く**というのがルールです．

病院や科によって受け持ちの人数は異なるでしょう．著者の研修医時代の経験でいえば，10人以下は少ない，15人前後で質と量のバランスがとれる，20人以上になるとこなすだけになることが増えるというのが，印象でした．最大46人を受け持ったことがありましたが，カルテを書くだけで半日過ぎ去ってしまった記憶があります．それはそれで勉強にはなりましたが，自己学習はほとんどできませんでした（^^;）．

さて，前項の"Admission note"は入院時に必要な情報をまとめたものなので，毎日書く必要はもちろんありません．病棟のカルテは**①日々の変化**，**②それに対するアセスメント＆プラン**，**③治療の見返し**が主な役割となってくるため，それらをひと目でわかるようなカルテ作りをするのが必然でしょう．

SOAP形式を基にしますが，大雑把でOK．「S」と「O」の違いをうるさくいう先生もいるかもしれませんが，要はわかるように記載すればいいです．**①日々の変化は「S」と「O」に，②アセスメント＆プランは「A」と「P」**に記載を行うとざっくり覚えておきましょう．

③治療の見返しはどこで行うかというと，「SOAP形式」の前に記載を持ってきます．本来，「A」にあたるところを1番上に持ってくるのです．これについては説明が必要でしょう．

自分の病院の電子カルテに「#」という項目があればそこに記載をしま

しょう（※なければ「S」の覧で可）．自分の科で取り扱っているメインのプロブレムを１番上にして，それに対して行った治療（＋日付）を記載します．また，他のプロブレムについても列挙しておくといいですね．具体的にイメージしづらい人は，次項の記載例（病棟カルテ）を参照してください．

次に①の日々の変化を捉えるための「S」と「O」についてお話しします．「S」は患者さんの言葉になりますが，必ず２行以上書くようにしましょう．データしか見ない医師で優れた人はいません．きちんと患者さんの言葉を聞き，患者さんに触れましょう．どんなに忙しくても２〜３分／人くらいの時間は絶対に取れるはず．どうしても忙しいのならば，朝少しだけ早起きする，やるべきことを終えてからあらためて回診する，などいくらでも工夫の仕様はあると思います．それができれば，おのずと「S」は書けると思うのですが，いかがでしょうか？　ときどき，

「特には」
「よろしくお願いします」

などと，ほとんどコミュニケーションされていないのが如実にわかる「S」をみますが，同じ医師としてちょっぴり恥ずかしい……．

ただし，患者さんとの会話をそのまま載せるのもイマイチです．ある程度意味のあるものを抜粋しましょう．会話をすること自体が目的ではありません．意図をもって記載を残すべきです．例えば，

「孫が３歳になりましてね〜〜．おばあちゃん子なんですよ．入院前に買ってあげたおもちゃを気に入ってくれたみたいで……早く孫の顔がみたいです．お見舞いにはうつっちゃ悪いと思って来させていないんですよね．はぁ，早く孫に会いたい……．今はそれが１番の願い．そうそう今度，保育園でお遊戯会があるみたいなんですよ．見に行きたいんですけどねぇ」

これを全部「S」に記載するのは，人情味はあるけど少し煩雑かな??
とも思います(※ただし，精神科の場合は患者さんの話し方も大切なので，
そのまま記載するのもありです)．上記の会話から得られた情報の要点を
抜粋すると，

・3歳の孫がいて，元気の源になっていること
・会えていない理由がわかったこと
・退院日の目標がみえたこと

これらにあると著者は考えました．
そのため，これらが伝わるように一部を抜粋し，

> S　3歳の孫に会いたい気持ちが1番です．
> うつっちゃ悪いと思っているからお見舞いには来てもらっていません．
> 保育園のお遊戯会を見に行きたい．

　というように「S」に残すことで，患者さんの思いをスタッフ全員に共
有できるかと思います．医療者側と患者さん側の目標は常に一緒とは限ら
ないので，どういう考えをお持ちなのかというのは非常に重要な情報にな
りうる(研修医の先生が方針を変えうる！)のです．

　続いて「O」ですが，いつもバイタルから記載をしましょう．変動がほ
とんどなければ「バイタル安定」や「vital stable」でも可です．他に身
体所見(ルーチンなら疾患に関与するものだけで可)，食事量，尿量や便
回数，ドレーンがあれば性状や量，昨日〜朝にかけての検査結果を記載し
ます．温度番を活用するのも効率的でよいですが，たまには自分で患者さ
んから情報を得ようとするのがいいですね．

そしていよいよ，アセスメント＆プランについて．「A」は「S」と「O」，それから「#」を受けて，今までどういう治療をしてきてどういう結果をたどっているのかを記載します．関連しない新規イベントがあれば，別にプロブレムを立て，解決したプロブレムは削除します．social な視点も入れられればなお GOOD！「P」はそれを受けて今後どうしていくのかを明確化します．

「経過観察」
「現行の治療を継続」

のときもたしかにありますが，できるだけプロブレムを解決させる手段を考え，それをチームで共有するようにしましょう．

　「A」と「P」の説明があっさりしていてびっくり（通常はこちらに重きをおくことが多いから）したかもしれませんが，「S」や「O」が充実すれば，自ずとこれらが書けると思うので，本書ではあまり重視しておりません．逆に，「S」と「O」が抜けると見逃しがグッと増えるので，常に初心を忘れずに（面倒臭がらずに）いることが大切です．

記載例（病棟カルテ）

 # : hospitalization day 6

#1 細菌性肺炎（PSSP）
　　4/20-4/23 CTRX 2 g q24hr
　　4/24- PCG 200万単位 q4hr
#2 高血圧：オルメテック 20 mg SID
#3 糖尿病（合併症なし）：内服なし
#4 便秘：マグミット 250 mg TID

S 熱も出ていませんし，咳・痰もほとんどなくなりました．
脱力感や倦怠感もありませんね．
ご飯も全部食べられたし，夜もしっかり眠れていますよ．
1週間後に予定があるので，それまでに退院できると嬉しいです．

O Vital sign：BT 36.4℃，BP 128/72 mmHg，PR 68/min・整，RR 16/min，SpO_2 99％（r.a.）

口腔内：発赤なし，腫脹なし
肺：L＝R clear, no rales
腹部：soft & flat, no tenderness, b/s moderate, tapping pain（－）

食事量：1,400 kcal 塩6 g食　10割
尿量：1,200 mL/day
便：朝，軟便2回

【血液検査】
Alb 3.8 g/dL, AST 27 IU/L, ALT 22 IU/L, T-Bil 0.8 mg/dL, BUN 14.3 mg/dL, Cr 0.61 mg/dL, Na 137 mEq/L, K 4.1 mEq/

L，Glu 118 mg/dL，CRP 4.32 mg/dL，WBC 7,800/μL，Hb 12.2 g/dL，Plt 28万/μL

【培養結果】
2017/04/20　Spx PSSP　（Geckler Ⅴ）
2017/04/20　BCx pending

A
＃1　細菌性肺炎
　初期治療はBLNARカバーも考えCTRXで治療を行ったが，培養の結果から，起因菌が肺炎球菌と判明したためPCG加療としている（初療ではグラム染色施行されておらず）．
　K上昇やアレルギー反応などの副作用なく経過し，炎症反応残存あるものの，症状は大きく改善している．明日，症状消失から3日経つため，菌がいないのを確認できれば抗菌薬OFFとし，外来フォローできるだろう．

＃2　高血圧：食事・内服でコントロール良好
＃3　糖尿病：食事療法でコントロール良好
＃4　便秘：Mg製剤使用で，本日排便あり．腹部症状（−）．

P
本日まで抗菌薬治療を継続．
明日，喀痰グラム染色．よければ抗菌薬OFFし，退院の方針．

また，便秘薬は本人と相談し本日で終了．

column

夕回診のカルテ

　重症度が高い患者さんを除いて，基本は1日2回，朝と夕方の回診になります．朝は上記で説明したようなカルテ記載でいいのですが，夕方も同じことをやるのはやや芸がありません．そのため，夕方のカルテはその日行ったことの結果以外に**患者さんの細かな要望**を記載するといいと思います．

　患者さんも1日2回の回診があると思えば，朝いい忘れた！　と思ったことがあっても，「ま，夕方でいっか」と無駄に焦らずにすみます．また，夜間に起きうるイベントを予測することも可能になるので，夕回診は欠かせません．

　それから，「S」を充実させるために何かしら工夫をすればいいと先ほど申し上げましたが，急な仕事が入ることもありますし，常に体調万全というわけでもないと思います．1番大事なのは自分の身体ですもの．常に全力で患者さんのために行動する！　というのは，心身共に健康でなければ難しいですよね．そういうときは夕方のカルテを充実させればいいと思います．

7 週間サマリーを書こう！

　長期入院中もしくは**病態が複雑な患者さん**については特に有用ですが，1週間に行った検査・治療についてまとめを作っておきましょう．

　教育がしっかりしている病院ならば必ず行われているはずです．著者的には**カンファ前**にする（週で1番大きいカンファ）のがオススメです．患者さんのためにはもちろん，**自分の勉強にも大いになる**ことでしょう．

　そして，週間サマリーを書くメリットがもう1つあります．それは次の週のカルテからは**済んだプロブレムに関しては消してOK**ということ．総合診療科など全身を診ることに重きをおいている科では，「すべてのプロブレムを挙げるように」とおっしゃる先生もいるかもしれませんが，日々のカルテが煩雑化してしまい大事なことがわからなくなってしまうというデメリットのほうが大きいともいえるので，個人的にはなるべくスッキリさせて，見やすいカルテにしたほうがいいと思っています．

　例えば，虫垂炎に対して手術を行った患者さんが「下痢」を生じたとしましょう．抗菌薬も同時に使用していたこともあり，抗菌薬関連下痢症として抗菌薬中止をし経過観察をしたところ，2日で改善．
　その後も特に問題ないのであれば，翌週からはとりあえず外していいと思います．症状が再度出現したときには，またあらためてプロブレムに挙げればいいだけの話です．週間サマリーに残しておけば，こういうイベントがあったということがひと目でわかるので，次回同じようなことが起こったときに対応しやすいです．

　ぜひ，週間サマリーを書く癖を今のうちからつけておいてください．自分がどんな1週間を患者さんに提供できたのか，ということを見直すき

っかけにもなるかと思います.

記載例（週間サマリー）

 # : weekly summary

#1　急性虫垂炎
　　6/2　手術
　　6/2-6/5 CMZ 1 g q8hr

#2　抗菌薬関連下痢症
#3　糖尿病：ジャヌビア 50 mg

O　vital stable

　　検査データ貼付（必要あれば身体所見なども記載）

A　#1　急性虫垂炎
　　POD5. 術後経過良好. 抗菌薬も終了し, SSI 等も含めて感染徴候は特になし. しかし, #2の訴えがあったため, 食上げは慎重に行っている. 食上げ問題なくできれば退院可能だろう.

　　#2　抗菌薬関連下痢症
　　経過中に水様性下痢（6回/日）が出現. 自覚症状・他覚的所見には乏しかったが, 念のため CD 抗原・トキシンも調べたが陰性. 積極的に *C. difficile* は疑われなかったため, 上記として抗菌薬の中止のみで経過観察とした. 翌日は3回/日で水様性下痢がみられたものの, 抗菌薬中止2日目からは下痢もおさまった.

現在は症状ないため，プロブレム終了．

＃3　糖尿病

　6年前に診断．普段の血糖コントロールは食事療法・運動療法に加えて薬物療法のみ．合併症は特になく，術後の血糖コントロールについては代謝・内分泌科にも併診をお願いした．絶食期間中は元々内服していた上記薬剤は一旦中止．食事再開に合わせて再開とした．血糖コントロールは良好であり，退院後はかかりつけ医でフォローいただく予定．

P　抗菌薬フリーとし，食上げ終われば退院．外来フォローに．

　お疲れさまでした!!　何度も繰り返し読み込み，深く味わって成長して下さい！

Seize the day

2017年7月　天沢ヒロ

索引

数・欧

γ 計算	63
ACS	61, 129
Admission note	308
Af の初期対応	104
AKI	145
ATN	146
BNP	282
Boxer's fracture	197
BPPV	98
C. difficile	68
CAUTI	68
centor criteria	31, 35
CHA_2DS_2-VASc score	105
CHDF	148
Child-Pugh 分類	154
CIN	151
CKD	148
── の管理	147
CRBSI	68
CRP	76
CSWS	161
CURB-65	225
DKA	290
DOAC	106
DPP-4 阻害薬	292
DVT	141, 247
ECUM	148
FDEIA	201
Fitz-Hugh-Curtis 症候群	48
HD	148
HDF	148
HHS	290
Ludwig's angina	31
Mallory-Weiss 症候群	57, 119
morning headache	25
MRHE	161
NIHSS	231
NOMI	42
NPPV の禁忌	130
NSAIDs	212
ODS	162
OPQRSTA のテンプレート	14
PCI 後の薬剤	238
PE	246
PSVT の初期対応	104
refeeding 症候群	287
Reset osmostat	161
RICE	198
ROS	
── のテンプレート	16
── のとり方	17
RSW	161
SAH	24
Salt wasting	161
scombroid 中毒	201
Sgarbossa	236
SIADH	158
SSI	68
S 状結腸穿孔	42
ST 上昇の鑑別	238
TIA のリスク	233
Todd 麻痺	94
t-PA	235
── の適応	230
Trans Tubular K Gradient	172
treatable dementia	257
VAP	68
Vital signs	22
── のテンプレート	13
VT の初期対応	104
Wellens 症候群	236
Wells criteria	246

Wernicke 脳症	287
Wheezes の原因	129

あ行

悪性腫瘍	178
悪性症候群	78, 79
アシドーシス	129, 171
アスピリン喘息	276
アナフィラキシー	200
アニオンギャップ	131
アミラーゼ上昇の鑑別	253
アルカローシス	166
アルコール血中濃度	83
アルコール量の計算	82
意識障害	81
胃・十二指腸潰瘍	119
異所性妊娠	48
胃腸炎	48, 108
一過性脳虚血発作のリスク	233
咽後膿瘍	31
インスリン	292
咽頭痛	31
——のスコアリング	35
院内下痢症の原因	109
ウイルス性関節炎	135
右室梗塞	237
嘔吐	56
——，小児の	264
横紋筋融解症	78

か行

海外渡航者の発熱	71
潰瘍のリスク	120
化学性肺炎	57
拡散障害	129
化膿性関節炎	135

——の初期対応	136
化膿性脊椎炎	53
カルテ	
——，救急外来	4
——，病棟	313
——，夕回診の	319
——の記載例（Admission note）	310
——の記載例（週間サマリー）	321
——の記載例（病棟カルテ）	317
——の役割	299
カルテチェックリスト	
——，アナフィラキシー	202
——，意識障害	85
——，咽頭痛	34
——，嘔吐	58
——，肝機能障害	156
——，関節痛	138
——，急性膵炎	254
——，胸痛	39
——，けいれん	96
——，下血	125
——，血痰	128
——，血便	125
——，下痢	111
——，高 Ca 血症	179
——，高 K 血症	174
——，高 Na 血症	165
——，高血圧	208
——，高血糖	294
——，高体温	80
——，呼吸困難	133
——，骨折	199
——，失神	90
——，ショック	64
——，腎機能障害	150
——，心筋梗塞	240
——，心不全	283

——，髄膜炎	222	偽痛風		135
——，頭痛	27	気道確保		81
——，喘息	277	逆流性食道炎		119
——，せん妄	260	救急外来のカルテ		4
——，創傷	191	——の記載例		8
——，大動脈解離	243	吸収不良症候群		141
——，低K血症	168	急性肝障害		153
——，低Na血症	160	急性冠症候群		61, 129
——，低血糖	289	——のリスク		37
——，動悸	107	急性喉頭蓋炎		31
——，頭部外傷（軽症）	185	急性心筋梗塞		42
——，動物咬傷	195	急性腎障害		145
——，吐血	121	急性膵炎		42, 251
——，尿路結石	216	急性虫垂炎		48
——，熱性けいれん	273	急性尿細管壊死		146
——，脳梗塞	234	急性副腎不全		83
——，肺炎	228	急性腰痛症		53
——，肺塞栓症	250	橋出血		81
——，発熱	72	胸水の鑑別		127
——，腹痛	45	胸痛		37
——，腹痛（若年女性）	50	——における心電図		40
——，浮腫	144	胸部X線の適応，喘息		275
——，不眠	260	胸部大動脈瘤破裂		126
——，片頭痛	211	胸膜炎		38
——，便秘	116	局所麻酔の注意点		193
——，めまい	101	虚血性腸炎		42, 123
——，腰痛	55	緊急内視鏡の適応		119
換気血流比不均等	129	緊張性気胸		37, 61
肝機能障害	153	くも膜下出血		24
肝疾患	141	憩室炎		42
間質性腎炎	146	頸椎骨折		197
関節痛	135	頸部X線の所見		31
感染症	68	頸部リンパ節腫脹の鑑別		32
感染性腸炎	123	けいれん		93
気管支拡張症	126	下血		123
気管挿管	81	血液透析		148
気胸	38	血液濾過透析		148

結核	126
血ガス	134
──の正常値	177
結晶性関節炎	135
血痰	126
血糖降下薬	292
血便	123
下痢	108
限外濾過	148
検査	23
原発性アルドステロン症	166
高Ca血症	177
高K血症	171
高Na血症	163
高NH_3血症	83
降圧薬	207
抗凝固薬，Afに対する	105
抗凝固療法，PEに対する	247
高血圧	205
高血糖	290
甲状腺機能亢進症	78, 141
甲状腺機能低下症	141
高浸透圧高血糖症候群	290
高体温	78
後壁梗塞	237
呼吸困難	129
呼吸性アシドーシス	131
呼吸性アルカローシス	131
黒色便	123
骨折	196
骨転移	53
こどものER	263

さ行

細菌性髄膜炎	68
サマリー，週間	320
産科的腹痛の鑑別	49

痔核の初期対応	123
視床出血	81
持続的血液濾過透析	148
膝蓋骨骨折	197
失神	87
縦隔気腫	38
週間サマリー	320
腫瘍熱	70
上気道炎症状に対する対症療法	32
踵骨骨折	197
小腸型下痢症	109
上腸間膜動脈閉塞症	42
小児科コンサルト	265
小児のバイタルサイン	263
小脳梗塞	98
小脳出血	81
静脈石	217
上腕骨頸部骨折	197
食道静脈瘤破裂	119
食道破裂	37
食物アレルギー	201
ショック	61
腎盂腎炎	48, 53
腎機能障害	145
心筋逸脱酵素	239
心筋梗塞	236
──の合併症	238
神経因性膀胱	145
神経学的所見のテンプレート	14
心室頻拍の初期対応	104
身体所見	284
──のテンプレート	14
心タンポナーデ	37, 61
浸透圧性脱髄症候群	162
深部静脈血栓症	247
心不全	129, 141, 280
──と検査	284

腎不全	141, 171
心房細動の初期対応	104
髄液検査	220
膵炎	180
──に使える鎮痛薬	252
髄膜炎	24, 94, 219
髄膜刺激徴候	223
睡眠薬の副作用	257
頭痛	24
ステロイド	
──, 喘息に	278
──のランク	190
ステロイドチャレンジ	65
スライディングスケール	293
生活歴	309
制吐薬	57
脊柱管狭窄症	53
脊椎圧迫骨折	53
セロトニン症候群	78, 79
喘息	274
前庭神経炎	98
せん妄	256
造影剤腎症	151
創傷	188
創部処置の書き方	192

た行

代謝性アシドーシス	131
代謝性アルカローシス	131
大腿骨頸部骨折	197
大腸型下痢症	109
大動脈解離	37, 53, 126, 241
大動脈瘤破裂	53
脱水	57, 114, 147
──, 小児	264
単純型熱性けいれん	271
蛋白漏出性胃腸症	141

虫垂炎	42, 46, 48
肘頭骨折	197
中毒への対応	84
腸閉塞	42, 48, 114
痛風	135
低 Alb 血症	180
低 Ca 血症	180
低 K 血症	166
低 Mg 血症	166, 180
低 Na 血症	157
低栄養	141
低血糖	286
点滴薬の記載	7
テンプレート	13
動悸	103
登校許可	266
橈骨遠位端骨折	197
洞性頻脈	103
透析の適応, 緊急	145
糖尿病性ケトアシドーシス	290
頭部 CT の適応	24
──, 髄膜炎	219
頭部外傷, 軽症	183
動物咬傷	193
特発性 S 状結腸穿孔	42
吐血	119
徒手筋力テストのテンプレート	15
トリプタン製剤の禁忌	209

な行

内服薬の記載	7
軟膏	189
二次性高血圧	206
尿道閉塞	145
尿毒症	145
尿崩症	163
尿路結石	42, 53, 214

327

猫咬症	194
猫ひっかき病	194
熱性けいれん	271
熱中症	78
―― の分類	78
ネフローゼ症候群	141
脳血管障害	94
脳梗塞	229
脳震盪	184
ノルアドレナリンの組成	63

は行

肺炎	225
肺炎球菌ワクチンの推奨	226
肺結核	126
敗血症	61, 69, 129, 141
敗血症性ショック	68
肺塞栓症	37, 61, 126, 246
バイタルサイン	22
肺胞低換気	129
破傷風トキソイドの適応	189
バソプレシン分泌不適切症候群	158
発熱	68
――, 小児の	264
被殻出血	81
比較的徐脈の原因	227
皮疹	200
ヒスタミン中毒	201
ビタミンD不足	180
非定型肺炎	226
被曝量, こどもの	269
病棟カルテ	313
病歴	22
貧血	129
頻脈	103
腹腔鼠	217
副甲状腺機能亢進症	177

副腎不全	61, 171
腹痛	42
――, 若年女性の	48
――, 小児の	264
腹部大動脈瘤破裂	42
浮腫	141
婦人科疾患の鑑別	49
不眠	256
不明熱	68
フロセミド	143
片頭痛	209
便培養の適応	108
便秘	48, 114
便秘薬の使い分け	114
蜂窩織炎	141
膀胱炎	42, 48
縫合の注意点	188
放射線の被曝	186
発作性上室頻拍の初期対応	104

ま行

麻痺性イレウス	114
慢性炎症	141
慢性肝障害	154
慢性腎臓病	148
慢性心不全の管理	281
めまい	98
問診	284

や行

薬剤熱	71
輸液スピード, 小児の	264
輸血	120, 171
用手換気	130
腰椎圧迫骨折	197
腰椎穿刺の記載例	28

腰椎穿刺の禁忌	220
腰椎穿刺後頭痛の予防	221
腰痛	53

ら行

卵巣捻転	48
離断性骨軟骨炎	197
利尿薬	142
良性発作性頭位めまい症	98

両側尿管閉塞	145
旅行者下痢症の原因	109
淋菌性関節炎	135
リンパ節の診察	74
リンパ浮腫	141, 142

わ行

ワルファリン	105